Max Borst

Das Verhalten der Endothelien bei der akuten und chronischen Entzündung

sowie bei dem Wachstum der Geschwülste

Max Borst

Das Verhalten der Endothelien bei der akuten und chronischen Entzündung
sowie bei dem Wachstum der Geschwülste

ISBN/EAN: 9783743490055

Hergestellt in Europa, USA, Kanada, Australien, Japan

Cover: Foto ©berggeist007 / pixelio.de

Manufactured and distributed by brebook publishing software
(www.brebook.com)

Max Borst

Das Verhalten der Endothelien bei der akuten und chronischen Entzündung

DAS VERHALTEN DER
„ENDOTHELIEN"

BEI DER
ACUTEN UND CHRONISCHEN ENTZÜNDUNG

SOWIE BEI DEM WACHSTUM DER GESCHWÜLSTE.

VON

DR. MAX BORST,

I. Assistenzarzt am Pathologischen Institut der Universität Würzburg.

MIT 2 LITHOGR. DOPPELTAFELN.

WÜRZBURG
VERLAG UND DRUCK DER STAHEL'SCHEN K. HOF- UND UNIVERSITÄTS-
BUCH- UND KUNSTHANDLUNG
1897.

Seit der Erkenntnis, dass eine beträchtliche Reihe von Geschwülsten, die früher teils den Sarcomen zugerechnet, teils als echte Krebse aufgefasst wurden, von einer Wucherung der Endothelien der Lymphgefässe und -spalten bzw. der auskleidenden Zellen der serösen Höhlen ihren Ausgang nimmt — seit dieser Zeit ist das Interesse an der im allgemeinen als „Endothel" bezeichneten Zellart ein besonders reges und lebhaftes geworden. Gaben doch die eben erwähnten, nun als „Endotheliome" dem onkologischen System eingereihten Tumoren bei ihrer eigentümlichen Zwischenstellung zwischen den Sarcomen und den epithelialen Krebsen nicht nur mannigfache Anregungen zu den Fragen der Geschwulstlehre überhaupt, sondern forderten sie doch auch zu einer intensiveren Wiederbeschäftigung mit den anatomischen und insbesondere entwicklungsgeschichtlichen Eigentümlichkeiten der unter dem Namen der. „Endothelien" zusammengefassten zelligen Elemente auf.

Auch durch den tieferen Einblick in die cellulären Vorgänge bei der Entzündung, wie er durch die neueren und neuesten Arbeiten auf diesem Gebiete sich erschloss, wurde das Interesse für die in Rede stehende Zellart mehr wie bisher erregt, und die Frage nach der Bedeutung derselben besonders für die entzündliche Bindegewebsneubildung eifrig discutiert.

Schliesslich verzeichnete auch die physiologische Forschung im Laufe der letzten Jahre eine Reihe von Beobachtungen, welche zu einer eingehenderen Beschäftigung mit der endothelialen Zellart auch nach der biologischen Seite hin aufforderten.

Zu diesem grossen Interesse, das unserer Zellart von den verschiedensten Seiten täglich mehr und mehr zugewandt wird, steht die progressive Entwicklung der bezüglichen Literatur in

entsprechendem Verhältnis. Für das Gebiet der allgemeinen und
speciellen pathologischen Anatomie sind hauptsächlich die endothelialen Geschwülste eine reiche Quelle von Untersuchungen
geworden; spärlichere und weniger eingehende Arbeiten liegen
vor über den Anteil der Endothelien an den verschiedenen Formen
der Entzündung und an der entzündlichen Neubildung, wenn
man von den längst gekannten Thatsachen der Bedeutung des
Blutgefässendothels bei der Entwicklung neuer Blutbahnen ab-
sieht; an Arbeiten endlich, die von einem mehr allgemeinen
Standpunkt aus der „Endothelfrage" näher treten, ist die Literatur noch ganz arm, und ist mir in dieser Beziehung nur ein
kurzer Vortrag von *Ribbert* [1] bekannt, in welchem die anatomischen und entwicklungsgeschichtlichen Daten über das Endothel
mit den pathologischen Eigentümlichkeiten desselben unter den
verschiedensten Verhältnissen zur Grundlage einer übersichtlichen
Betrachtung gemacht sind.

Schliesslich ist eine für die ganze Geschwulstlehre hoch-
bedeutsame Frage, nemlich die nach der Rolle des Endothels
bei der Geschwulst m e t a s t a s e, nicht nur noch immer das
Objekt der Controverse, sondern sie ist durch neuere Arbeiten
wenig gefördert worden, insbesondere nicht unter Zusammen-
fassung a l l e r bis jetzt festgestellten Thatsachen über das
Wesen der endothelialen Zellart in Angriff genommen.

Gerade diese letztere Frage war es, die mich vor nun zwei
Jahren veranlasste, dem Verhalten der Endothelien eingehendere
Beachtung zu schenken und die mich seit dieser Zeit unausge-
setzt wach erhielt. Dabei kam ich aber begreiflicherweise bald
von dem Vorsatze, meine Studien auf dies Gebiet allein zu be-
schränken, ab, indem ich durch die Beobachtung des Verhaltens
der Endothelien in Geschwülsten unwillkürlich auf das grosse
Gebiet der Entzündung hinübergelenkt wurde; schliesslich
brachten mich einige Beobachtungen über die Beteiligung des
Endothels bei der Resorption den Fragen der Physiologie näher,
so dass sich auf diese Weise mein Arbeitsfeld immer mehr vergrösserte und verallgemeinerte.

---

[1] *Ribbert*, Vierteljahrsschrift der naturforsch. Gesellschaft. Zürich 1896.
Jahrg. XLI.

In Folgendem möchte ich nun von den Resultaten dieser Studien Kenntnis geben und nach mehr allgemeinen Betrachtungen über die Thatsachen, die uns die Anatomie, die Entwicklungsgeschichte und die Physiologie zur Verfügung stellt, mich zu einer Verbindung dieser Thatsachen mit eigenen und fremden Beobachtungen über die Anteilnahme der Endothelzellen an entzündlichen Processen und ihre secundäre Beteiligung an geschwulstbildenden Vorgängen wenden.

Es liegt ferne von mir, eine umfassende Darstellung aller einschlägigen bezüglichen Verhältnisse zu geben, oder gar eine umfassende Behandlung aller zur „Endothelfrage" in Beziehung stehenden Momente mit diesen Zeilen liefern zu wollen; ich bin mir im Gegenteil bewusst, dass ich viele Lücken offen, manche Frage unbeantwortet lasse, ja, sowohl in Anbetracht meiner eigenen Unzulänglichkeit als in Hinsicht auf die dieser Arbeit gesteckten Grenzen, offen und unbeantwortet lassen m u s s — was ich beabsichtige, ist lediglich eine Wiedergabe der bescheidenen Resultate meiner Untersuchungen und eine kurze kritische Zusammenhaltung derselben mit denen Anderer, und ich kann dazu nur die Versicherung geben, dass ich das mir zu Gebote stehende überaus reichhaltige Material nach der Massgabe meiner Kräfte gründlich ausgenützt habe, und dass ich bei allen Einzelstudien bemüht war, den Blick für's Ganze nicht zu verlieren.

Indem ich nun im Begriffe stehe, einen Beitrag zur „Endothelfrage" zu leisten, empfinde ich mit *Ribbert*[1]) ebensosehr das Bedürfnis nach einer gesicherten anatomischen, bezw. entwicklungsgeschichtlichen Grundlage, als das bedrückende Gefühl, dass wir einer solchen bis heute noch entbehren.

Was haben wir unter „Endothel" zu verstehen? Das ist die erste Frage, die sich aufdrängt — sie sollte vor allem beantwortet sein!

Stöhr[2]) hat neuerdings unserem bisherigen Standpunkt dadurch Schwierigkeiten bereitet, dass er bei der Aufzählung der verschiedenen, zum e i n f a c h e n P f l a s t e r e p i t h e l gehörigen Zellformen auch das „Epithel" des Herzbeutels, des Brust- und Bauchfelles, der Gelenkhöhlen, Sehnenscheiden, Schleimbeutel, und der Blut- und Lymphbahnen aufführt, und, indem er so

---

[1]) l. c.
[2]) *Stöhr*, Lehrb. d. Histologie. Jena 1896.

den grössten Teil der von *His* sogenannten „Endothelien" un
bedenklich zum echten „Epithel" rechnet, hat er das zu be-
sprechende Gebiet auf ein Minimum reduciert. Welch' bedenk-
liche Consequenzen sich aus der Annahme der *Stöhr*'schen Einteilung für die pathologische Histologie ergeben würden, darauf
macht *Ribbert*[1]) in bezeichnender Weise aufmerksam, indem er
auf die dann eintretende Verwischung der vor noch nicht langer
Zeit mit besonderer Mühe errichteten Grenze zwischen Epi- und
Endotheliomen hinweist. *Ribbert* bleibt deshalb, um diesen
Schwierigkeiten zu entgehen, der bisherigen Auffassung näher,
und sucht vom rein morphologischen Standpunkt eine Verstän-
digung herbeizuführen. Er bezeichnet dementsprechend als
Endothel eine einschichtige, zu dünnen Häutchen abgeplattete
Zellenlage, und subsummiert unter diesen Begriff die auskleidenden Zellen der serösen Höhlen, der Blut- und Lymphgefässe,
und — nicht ohne Bedenken — auch der weiten Spalten des
Bindegewebes. Um das so begrenzte Gebiet auch von der Reihe
jener zweifellos e p i t h e l i a l e n Elemente abtrennen zu können,
die sich ganz normaler Weise zu platten Zellgebilden umwandeln
(Nierenglomeruli, Lungenalveolen), fügt er noch hinzu. dass sich
bei diesen letzteren Zellarten stets ein d i r e c t e r Zusammenhang mit h o h e m E p i t h e l nachweisen lasse, und dass so ihre
Bezeichnung als „echtes Epithel" gerechtfertigt sei. Freilich
macht *Ribbert* auch sofort darauf aufmerksam, dass für die
pathologischen Zustände der rein morphologische Standpunkt
nicht ausreiche.

Trotzdem erscheint es zweckmässig, der *Ribbert*'schen Definition des Endothels sich vorerst anzuschliessen. Hiebei soll
sofort bemerkt werden, dass wir jenes strittige Gebiet, das die
Frage nach dem Aufbau des Bindegewebes und dem Ursprung
der Lymphgefässe berührt, nemlich das Gebiet der interfasciculä-
lären Gewebsspalten bezw. der sie auskleidenden Zellen, ebenfalls unter den Begriff des Endothels fassen zu müssen glauben,
da, wie sich im Folgenden zeigen wird, die patholog.-histologi-
schen Veränderungen dieser Zellen in den wesentlichen Punkten
mit denen der übrigen Endothelzellen übereinstimmen. Wir be-
zeichnen also mit *Ribbert* die platten Zellenlagen, welche die
serösen Höhlen, die Wände der Blut- und Lymphgefässe, sowie

---

[1]) l. c.

die Spalten des Bindegewebes austapezieren, als „Endothelien",
und legen diese Definition den folgenden Ausführungen ausschliesslich zu grunde.

Ueber die e n t w i c k l u n g s g e s c h i c h t l i c h e Bedeutung
der also definierten Zellart ist leider ebenfalls nichts Bestimmtes
zu sagen, obwohl gewisse pathologische Veränderungen der Endothelien, die diese Zellen dem eigentlichen Epithel näher zu rucken
scheinen, eine stricte Auskunft über ihre genetischen Beziehungen
sehr wünschenswert erscheinen lassen.

Im allgemeinen herrscht darüber kein Streit, so weit ich sehe,
dass das Mittelblatt die Ursprungsstätte der Endothelien darstellt;
jedoch weichen gerade über die Entwicklung des Mesoblast die
Meinungen so auseinander, dass vorderhand in dieser Frage kein
einheitlicher Standpunkt zu erzielen ist. *O. Hertwig*[1]), der das
Mittelblatt vom primären i n n e r e n Keimblatt durch streifen-
förmige Einstülpungen desselben ableitet, und aus ihm nur
specifische Elemente: die quergestreiften Muskeln, das Epithel
der Pleuroperitonealhöhle und des gesammten Harn- und Ge-
schlechtsapparates entwickelt, lässt aus dem epithelialen Ver-
bande des Mesoblast sehr frühzeitig selbstständige Zellen als
sog. „Mesenchymkeime" auswandern und diese, indem sie sich in
dem Lückensystem zwischen den epithelialen Keimblättern aus-
breiten, die Grundlage für Bindesubstanz und Blut abgeben.
O. Schultze[2]) dagegen verteidigt die Entwicklung des Mesoblast
aus dem ä u s s e r e n Keimblatt in Form einer soliden, nicht
durch blosse Einstülpung sich bildenden Zellplatte; fast allen
Zellen des Mittelblatts kommt nach ihm die Fähigkeit ausgiebiger
Eigenbewegung zu, vermöge deren sie als Mesenchymzellen
zwischen die von den Grenzblättern stammenden Organe eindringen und dieselben durchwachsen[3]).

Man sieht leicht, worin die wesentlichen Differenzen der
beiden Anschauungen gipfeln; je nachdem man der einen oder
der anderen zu folgen geneigt ist, wird man speciell für die
Endothelien der Pleuroperitonealhöhle zu der Auffassnug bald

---

[1]) *O. Hertwig*, Lehrb. d. Entwicklungsgeschichte. 1896.

[2]) *O. Schultze*, Grundriss der Entwicklungsgeschichte. Leipzig 1896.

[3]) Nach *Schultze*'s Ausführungen kommt man also mehr zu der Auffassung
einer einheitlichen Provenienz aller Elemente der Bindesubstanzen, einschliesslich
der sog. Endothelien; dem Pleuroperitonealepithel kommt darnach also auch keine
entwicklungsgeschichtliche Sonderstellung zu.

eines bindegewebigen, bald eines mehr epithelialen
Charakters derselben gelangen. *Ribbert* scheint auf dem letzteren
Standpunkt zu stehen, während die meisten übrigen Pathologen,
wenn ich recht unterrichtet bin, ihm nicht folgen; er fordert
nemlich für die von ihm als Endothelien bezeichneten Zellen, dass
man ihre „epitheliale Abkunft" in Berücksichtigung der Entwicklungsgeschichte im Auge behalten müsse. Mangels eigener Erfahrungen über die eben erwähnten Verhältnisse muss ich mich mit
der einfachen Wiedergabe der grellen Meinungsdifferenzen begnügen; jedoch darf vielleicht schon jetzt darauf hingewiesen
werden, dass die unter pathologischen Zuständen zu beobachtenden charakteristischen Eigentümlichkeiten der Endothelzellen,
welche sie den Epithelien näher zu bringen scheinen, nur rein
äusserliche, lediglich morphologische Veränderungen
darstellen, die durch die besondere Lage dieser Zellen an den
Wänden von durchfluteten Räumen und ihre dadurch bedingte
gewisse Sonderstellung gegenüber den übrigen Bindegewebszellen, ihre Erklärung finden, dass dagegen auf der anderen
Seite genug Thatsachen vorhanden sind, welche die enge Zuge-
hörigkeit der Endothelien zu den Bindegewebszellen infolge ihres
pathologisch-histologischen Verhaltens zu beweisen scheinen,
Thatsachen, deren später des öfteren Erwähnung zu thun sein
wird.

Für jetzt mögen die angeführten entwicklungsgeschichtlichen Notizen hinreichen, um eine brauchbare Grundlage für
die folgenden Betrachtungen zu bieten. Aber auf den bedingten
Wert solcher Rückblicke in die embryologische Zeit darf wohl
hier zum Schluss hingewiesen werden: so ist es z. B. unserer
Ansicht nach nicht angängig, eine dem Coelom *Hertwig's* ange-
hörige Mesodermzelle wegen ihrer einstmaligen Beziehungen zum
inneren Keimblatt n u n f ü r alle Z e i t e n als ein epitheliales
Gebilde anzusehen und desshalb beispielsweise die bekleidenden
Zellen der Pleuroperitonealhöhle von ihren übrigen endothelialen
bezw. bindegewebigen Verwandten streng zu sondern, wie es
neuerdings *Kolossow* [1]) und viele Andere thun; man müsste dann
füglich auch die quergestreiften Muskelfasern echte Epithelien
heissen, denn diese haben mit den Zellen der Pleuroperitoneal-

---

[1]) *Kolossow*, Ueber die Structur des Pleuroperitoneal- und Gefässepithels
(Endothels). Arch. f. mikr. Anat. Bd. 42. 1893. Heft 2.

höhle die gleiche Abstammung. Im Laufe der Entwicklung differenzieren sich eben die einzelnen Zellen durch Arbeitsteilung und Anpassung an die veränderten Verhältnisse, wobei sie ihren ursprünglichen Charakter bald mehr bald weniger verlieren; auf diese Weise erhalten die sog. Endothelien ihren Platz dicht am Ufer plasmatischer Ströme und bilden sich dabei zu platten Zellelementen um — die der Pleuroperitonealhöhle sowohl wie die der Lymphgefässe und Blutröhren in gleicher Weise — und stellen so im ausgebildeten Körper eine morphologisch und functionell gut begrenzte, zusammengehörige Zellgruppe dar, die infolge ihrer engen räumlichen Beziehungen zum Bindegewebe diesem jedenfalls näher steht, als dem Epithel. Schliesslich stammen ja alle Zellen des Körpers in letzter Linie von einer epithelialen Zelle, der Eizelle ab — und man kommt zu eigentümlichen Consequenzen bei dieser in's Extreme getriebenen Zurückverfolgung der Zellen und Gewebe in ihre urgrossväterliche Heimat — und ist auch reichlich dazu gekommen: man lese z. B. nur jene Ueberlegung, die *Billroth*[1]) seinerzeit über die Möglichkeit der Entwicklung des Carcinoms anstellte, es hatte für ihn nichts Wunderbares, aus einer Bindegewebszelle eine Epithelzelle entstehen zu sehen — war ja doch die Eizelle die gemeinsame epitheliale Mutter auch aller bindegewebigen Elemente!

Wir haben vorhin von einer Gemeinsamkeit der Endothelien in functioneller Hinsicht gesprochen und kommen damit kurz auf die physiologische Bedeutung dieser Zellart.

Durch die Arbeiten von *Heidenhain*[2]) ist bekanntlich die Frage nach der Bildung der Lymphe eingehend studiert worden, und ist dieser Forscher auf Grund umfangreicher Versuche zu dem Resultat gelangt, dass die bisher für die Lymphbildung als massgebende Factoren angesehene Filtrations- und Diffusionsbezw. osmotischen Verhältnisse allein nicht zur Erklärung aller zu beobachtenden Phaenomene ausreichen; er war daher der Erste, der den Endothelien der Blutgefässe eine mehr active Rolle bei der Lymphbildung zusprach, indem er eine Art secer-

[1]) *Billroth* u. *Winiwarter:* Handb. d. allg. Chirurgie. 14. Aufl. 1889. S. 791.
[2]) *Heidenhain:* Verhandlungen des X. internat. Congresses, Berlin 1891, Bd. II. 2. S. 56, und Archiv für Physiol. von *Pflüger*, Bd. 49. 1891, S. 209 und Bd. 56. 1894. S. 579.

nierender Thätigkeit der Endothelzellen annahm, — die durch
die Gefässwände aus dem Blut in die Gewebe dringende Flüssig·
keit sollte durch diese Thätigkeit bestimmte Modificationen erleiden. In einer zweiten Reihe von Arbeiten beschäftigte sich
Heidenhain [1]) mit der Frage der Resorption im Dünndarm und in
der Bauchhöhle und kam dabei zu demselben Resultat, dass
ausser den Gesetzen der Diffusion und Filtration auch hier
andere, wesentlich in Zellen zu verlegende Triebkräfte vorhanden
sein müssten. *Orlow* [2]) beschäftigte sich mit der Resorption in
der Bauchhöhle und sprach den Endothelien des Peritoneums
eine wesentliche Bedeutung bei diesem Vorgang zu, während
hauptsächlich *Hamburger* [3]) die Heidenhain'schen Ergebnisse betr.
die Lymphbildung bestätigte. Diesen Arbeiten gegenüber steht
vor allem *Cohnstein* [4]), welcher behauptet, dass sich alle Erscheinungen mit Hilfe der oben bereits erwähnten Momente erklären liessen, von einer Beteiligung der Endothelien also ab-
sieht. Dieser mit Eifer und Ernst betriebene wissenschaftliche
Streit ist noch nicht entschieden, es lässt sich daher vorderhand
kein sicheres Urteil in der ganzen Frage gewinnen; freilich
wären, wenn sich die ausserordentlich klaren Auseinandersetz-
ungen *Heidenhains* bestätigten, dadurch die Endothelzellen als
mit ganz besonderen Eigenschaften begabte Zellindividuen den
übrigen Bindegewebszellen gegenübergestellt, und es könnte
manch Einer darin eine erwünschte Bestätigung des „epithelialen"
Charakters derselben erblicken.

Was die pathologische Anatomie betrifft, so verfügt sie,
wie mir scheint, über eine Reihe von Thatsachen, die für die
*Heidenhain'*sche Theorie sprechen: hieher gehört einmal das für
endotheliale Geschwülste in mancher Beziehung charakteristische
Auftreten von hyalinen Massen, bezw. von Glykogen in den geschwulstmässig entarteten Endothelzellen; ein Endotheliom, das
kolossale Fettmassen producierte, konnte ich selbst beobachten [5]).

---

[1]) *Heidenhain*: Pflüger's Archiv, Bd. 56, 1894, S. 632 und Bd. 62, 1896.

[2]) *Orlow*: Pflüger's Archiv 1895, Bd. 59. S. 170.

[3]) *Hamburger*: Zeitschr. f. Biologie 1894, S. 143 und Ziegler's Beitr. 1893.

[4]) *Cohnstein*: Arch. f. Phys. von du Bois-Reymond, 1894, S. 179 und
Pflüger's Archiv Bd. 59, 60 und 62.

[5]) *Borst*: Ueber eine seltene Form von Lipom der Bauchhöhle. Sitzungsb.
d. physik.-med. Gesellsch. zu Würzburg 1896. (Würzburg, Stahel).

Ferner kann die Erscheinung, dass bei entzündlichen Processen die endothelialen Zellen prompter und ausgiebiger auf das einwirkende Irritament reagieren als die übrigen fixen Zellen der Gewebe vielleicht in dem Sinne gedeutet werden, dass ein längeres Verweilen des Giftes in den Endothelzellen, bezw. eine intracelluläre Verarbeitung desselben stattfindet. Drittens aber liegen betreffs der r e s o r b i e r e n d e n Eigenschaften der Endothelzellen Beobachtungen vor. So gibt z. B. *Thoma* [1]) an, dass er in den Endothelien der Pleura, bei Ergüssen in dieselbe, Fetttröpfchen auftreten sah, die er als Umwandlungsproduct von aus dem Exsudat in die Zellen aufgenommenen eiweisshaltigen Massen ansieht; ich kann diesen Befund *Thoma's* nur bestätigen und kann bei der dabei zu beobachtenden sonstigen guten Beschaffenheit der Endothelzellen, insbesondere ihrer Kerne, diese Fetttröpfchen nicht wohl im Sinne einer regressiven Metamorphose des Pleuraepithels auffassen; freilich kommen unter anderen Umständen, besonders bei Entzündungen der serösen Höhlen, völlige Verfettungen der Endothelien massenhaft vor. Ich konnte jedoch einen positiveren Anhaltspunkt für die Thätigkeit dieser Zellen bei der Resorption gewinnen: gelegentlich der Beobachtung zweier auf verschiedenen Stadien der Entwicklung betroffenen Fälle von melanotischer Pigmentierung des Herzbeutels konnte ich nemlich nachweisen, dass das Pigment entstand durch die Verarbeitung von Schollen und Tropfen gelösten Hämoglobins zu feinsten, allmälig bräunliche, und zuletzt auch schwarze Farbe annehmenden Körnchenmassen in den Leibern der zum Teil mächtig angeschwollenen Endothelzellen des Pericards; auf welche Weise das resorbierte Material von den Serosazellen weiter transportiert wird, darüber habe ich leider keine Anhaltspunkte bekommen können. Man wird sich wohl vermutungsweise vorzustellen haben, dass sie es an die benachbarten Saftspalten weitergeben. Jedenfalls glaube ich, dass auf Grund dieser Befunde die Fähigkeit der Resorption den Endothelzellen — wenigstens unter p a t h o l o g i s c h e n Bedingungen — nicht abgesprochen werden kann.

Anhangsweise sei bemerkt, dass *Thoma* (Lehrb. S. 320) auf Grund der bei der ersten Entwicklung des Gefässsystems zu beobachtenden normalen Vorgänge anzunehmen geneigt ist, dass die Entstehung der Blutflüssigkeit in den geschlossenen Zellen-

---

[1]) *Thoma*: Lehrb. d. allg. path. Anat. 1896.

lagen der area vasculosa des Hühnerembryo auf einem S e c r e - t i o n s v o r g a n g beruht; er meint, dass man so auf „rein anatomischem" Wege zu denselben Anschauungen, wie *Heiden- hain*, gelangt.

Soviel in allgemeiner Beziehung über unsere Zellart! —

Gehen wir nun zu den Erscheinungen über, die an den Endothelien bei den verschiedenen Entzündungsprocessen wahr- genommen werden, so erscheint es zweckmässig, den ganzen zu behandelnden Stoff in etwas übersichtlicherer Weise zu gliedern, und ich will daher zuerst die Entzündungen der serösen Häute, die acuten und chronischen, besprechen, dann die an Blut- und Lymphgefässen zu beobachtenden Endothelveränderungen er- wähnen, soweit sie nicht bereits im ersten Teil der Abhandlung Platz finden, und schliesslich ganz kurz die entzündlichen Lymph- drüsenveränderungen in Rücksicht auf deren endotheliale Be- standteile anführen. Das zuerst genannte Gebiet wird die ein- gehendste Behandlung zu erfahren haben, da mir, dem ganzen Plan meiner Studien gemäss, hier die meisten eigenen und dabei grösstenteils experimentellen Beobachtungen zu Gebote stehen.

Entzündungen der serösen Häute.

Eingehendere Studien über das Verhalten der Endothelien dabei liegen wenige vor — und ich will hier gleich von vorn- herein bemerken, dass diese wenigen Arbeiten von mir erst, nach- dem meine eigenen Untersuchungen abgeschlossen waren, berück- sichtigt wurden; ich habe die Freude erlebt, dass ich in vielen Punkten zu gleichen Resultaten gelangt bin, wie Andere.

Zuerst einige Worte über den Hydrops der serösen Höhlen!

In den Lehrbüchern finden sich spärliche Angaben über das Verhalten der Endothelien dabei; *Orth* [1]) berichtet, dass bei Hydrothorax die Endothelien geschwellt und in Verfettung und Desquammation begriffen seien, ebenso *Birch-Hirschfeld* [2]). Bei chronischem Hydrops findet Letzterer Erweiterung der Lymph- gefässe der Serosa, die mit gequollenem Epithel versehen seien, *Ziegler* [3]) spricht sogar von „einem endothelialen Katarrh", und

---

[1]) *Orth*: Lehrb. d. spec. pathol. Anatomie. 1887. I.
[2]) *Birch-Hirschfeld*: Lehrbuch, II. 1894.
[3]) *Ziegler*: Lehrb. d. spec. pathol. Anatomie S. 564.

Orth trifft bei länger bestehendem Hydrops des Peritoneums Trübung und körnige Verdickungen desselben, die er auf eine Wucherung des Endothels zurückführt; die unter diesen Verhältnissen entstehenden Verwachsungen sind nach ihm jedoch das Product einer Wucherung und Neubildung des Bindegewebes der Serosa.

Zweifelsohne kommen bei chronischem Hydrops proliferative Zustände am Endothel vor; die Trübung und Verdickung des gesammten Peritoneums z. B., wie sie unter solchen Verhältnissen so häufig beobachtet wird, ist grösstenteils auf eine mächtige Wucherung der Endothelien der Serosa und der Lymphgefässe, und Erweiterung dieser zurückzuführen; das Endothel der Serosa, das in Massen desquammiert und verfettet, kommt aber an anderen Stellen zu ganz besonders reichlicher Anhäufung; solche Stellen sind die feineren Nischen und Einbuchtungen der serösen Haut, die eine geschütztere Lage garantieren, z. B. der Uebergang der Darmserosa in die anstossende Mesenterialplatte, die Räume zwischen Leber und Milz einerseits, dem Zwerchfell andererseits, ferner die Einbuchtungen, die an den ersteren Organen als Reste embryonaler Lappenbildung oder zwischen den normaler Weise bestehenden Lappen bestehen. Darauf macht auch *Ribbert*[1]) aufmerksam, betont aber das Auftreten solcher Wucherungen bei richtigen Entzündungen. Ich glaube jedoch, dass auch bei lange bestehenden Stauungen dem Aehnliches vorkommt, wenigstens sieht man nicht selten auch bei reinem Hydrops jene platten, netzförmigen und unregelmässigen Verdickungen der Serosa in Entwicklung begriffen; dabei bleiben in den sich später bindegewebig organisierenden, oft hyalin degenerierenden Auflagerungsmassen hie und da Zellen eingeschlossen, die ihren endothelartigen Charakter beibehalten, so dass die drüsenähnlichen, oder gar cystösen Bildungen entstehen, wie sie *Ribbert*[2]) beschreibt und *Renggli*[3]) und *Meyer*[4]) näher geschildert haben. Besonders schön sind die Wucherungen am Netz bei Circulationsstörungen zu erkennen, wo man, wie *Steffen*[5]) treffend

[1]) l. c.
[2]) l. c.
[3]) *Renggli*: Ueber multiple Cysten der Milz. I.-Diss. Zürich 1894.
[4]) *Rud. Meyer*: Beiträge zur Kenntnis der Sehnenflecke des Herzens. I.-Diss. Zürich 1895.
[5]) *Steffen*: I.-Diss. Freiburg 1880.

bemerkt, um die feinen Bindegewebsbälkchen die grossen, protoplasmareichen Endothelzellen „maiskolben"artig angeordnet sieht;
hiebei kommen häufig mehrkernige, ja riesenzellenartige Bildungen vor; auch im Netz können sich grössere knötchenartige
Verdickungen da und dort entwickeln, die höchstwahrscheinlich
aus Endothelien entstehen, wenigstens sprechen die Kalkkonkre-
tionen und Schichtungskugeln dafür, wie sie gelegentlich beobachtet werden und die *Steffen*[1]) ebenfalls anführt.

Bei den **acuten Entzündungen** (fibrinösen und eitrigen)
nehmen wohl die meisten Autoren eine frühzeitige Nekrose des
Endothels an: *Orth*[2]) lässt dem Zugrundegehen desselben einige
progressive Veränderungen vorausgehen (Schwellung, Vermehrung
der Kerne), was auch *Rindfleisch*[3]) bereits feststellte. Die Lymphgefässe der Serosa sind nach *Orth* und *Birch-Hirschfeld* stark
erweitert und von stark verdickten, gewucherten Endothelien
ausgekleidet. Speciell für die acute Peritonitis, auch für die
schweren eitrigen Formen führt *Orth* bedeutende progressive
Veränderungen der Endothelzellen der Serosa an, durch welche
sie zu förmlichen Riesenzellen umgewandelt werden; sehr bald
aber trete ein fettig-körniger Zerfall ein. *Birch-Hirschfeld* lässt
bei der fibrinösen Entzündung die Endothelzellen nur teilweise
erhalten sein, das fibrinöse Exsudat trete demnach meist an die
Stelle der Deckzellen; er nimmt, ähnlich wie *Hauser*[4]) und
Graser[5]) u. A. eine Beteiligung des „wahrscheinlich unter Ferment-
bildung zerfallenden" Leibes der Endothelzellen an der Fibringerinnung an; *Graser* fand jedoch auch neben Degenerations-
erscheinungen Kernteilungsfiguren an anderen Endothelzellen.
Ranvier[6]) gibt für die eitrigen Entzündungen lediglich eine
Desquammation und Nekrose des Endothels, für die fibrinösen
Wucherung desselben an; ihm schliesst sich *Steffen*[7]) in den

---

[1]) l. c.
[2]) l. c.
[3]) *Rindfleisch*, Handb. f. path. Gewebelehre 1878, p. 218.
[4]) *Hauser*: Ein Beitrag z. Lehre v. d. pathol. Fibringerinnung. D. Arch.
f. klin. Mediz. Bd. 50, S. 363.
[5]) *Graser*: Die erste Verklebung der serösen Häute. Langenbeck's Archiv.
Bd. 50, 1895, S. 887.
[6]) *Ranvier et Cornil*: Manuel d'histol. pathol. Paris 1884.
[7]) l. c. S. 19.

wesentlichsten Punkten an; er findet bei einer frischen, durch Jodlösung erzeugten, Pericarditis die abgestossenen Endothelien als „Granulationszellen" in der Pericardialflüssigkeit; daneben trifft er aber auf „grössere, vielgestaltige, deutlich contourierte Zellen" mit Kern und Kernkörperchen, die er anscheinend nicht für Endothelien hält, die aber sicherlich nichts anderes als solche gewesen sind. Bezüglich des Verhältnisses der Endothelien zu den aufgelagerten Exsudatmassen, das in neuester Zeit als besonders wichtig mit Recht hervorgehoben wird, gehen die Ansichten wesentlich auseinander: *Ziegler*[1]) findet u n t e r den Fibrinmassen das Endothel als kernlose Platten und Schüppchen; ebenso fand *Orth's*[2]) Schüler *Apel* u n t e r dem Fibrin den Endothelbelag der Pleura fast ununterbrochen erhalten und dabei körnig; ähnlich äussern sich *Cohnheim*[3]), *Wagner*[4]) und *Joseph Meyer*[5]) welch letzterer nur eine p a r t i e l l e Abstossung des Epithels der serösen Häute bei Entzündung zulässt; *Buhl*[6]) dagegen fand, wenn auch ;selten, die fibrinösen Zotten mit unregelmässig gestaltetem Epithel überzogen; ebenso beobachteten *Schleiffarth* und *Neumann* (s. später) das Endothel bezw. Epithel o b e r h a l b der fibrinösen Fasermassen.

Um zu eigenen Anschauungen in Bezug auf die acute Entzündung der serösen Häute zu kommen, injicierte ich Meerschweinchen Bouillonculturen von Bacterium coli und von Streptokokken in die Bauchhöhle; die Versuchsthierchen wurden nach 4, 8 und zwölf Stunden post injectionem durch Chloroform getödtet, ein Teil derselben starb nach 20—24 Stunden an den Folgen der Infektion; sowohl die gebildeten fibrinös-eitrigen Beläge des Peritoneums, als die Peritonealflüssigkeit wurden frisch untersucht, das Bauchfell selbst ausserdem noch nach Fixierung in Sublimat, Flemming und Alkohol an Paraffinschnitten

¹) *Ziegler*: Lehrb. 8. Aufl. 1895. Bd. II. S. 100.

²) *Orth*: Göttinger Nachrichten 1895. H. 3.

³) *Cohnheim*: Die Entzündung d. serösen Häute. Virch. Arch. Bd. 22. Seite 516.

⁴) *Wagner*: Beitr. z. pathol. Anat. der Pleura. Arch. f. Heilkunde Bd. 1. 1870. S. 43.

⁵) *J. Meyer*: Charité-Annalen, IV. Jahrg. 1853, H. 6. Die Neubildung v. Blutgefässen in plast. Exsudat. serös. Membr. etc.

⁶) *Buhl*: Ueber das Faserstoffexsudat. Sitzungsberichte d. Akad. d. Wiss. München 1863. Bd. II. S. 59.

auf sein histologisches Verhalten geprüft. Ich will noch nicht
die vielerlei interessanten Einzelresultate ausführlich erörtern,
es wird das später an anderer Stelle geschehen; nur im grossen
und ganzen soll zunächst der Verlauf dieser 24 stündigen Entzündung des Peritoneums nach Streptokokkeninfektion geschildert werden.

Der Process beginnt mit einer intensiven Schwellung und
körnigen Trübung des Endothels, in welches sehr bald Mikrokokken einwandern und das Protoplasma, später den Kern zum
Zerfall bringen. In den Falten und Nischen des serösen Sackes
kann man daneben — in etwas späteren Stadien reichlicher —
Proliferationserscheinungen geringen Grades an den Endothelien
wahrnehmen; offenbar wegen der geschützteren Lage haften hier
die gewucherten, in Verfettung begriffenen Endothelzellen länger
an ihrer Unterlage, wie sonstwo, wo sie durch die Peristaltik der
Därme bald abgestreift werden. Dass eine reichliche Abstossung
von Endothelien überhaupt vorhanden ist, das zeigt ihre massenhafte Anwesenheit in der trüben Flüssigkeit, die sich in der
Bauchhöhle befindet, und die von Fettkörnchen, eigentümlichen,
grösseren, runden Körperchen (s. u.) und Kokken wimmelt. Was
diese Flüssigkeit betrifft, so habe ich innerhalb der ersten
24 Stunden keine nennenswerte Vermehrung derselben erkennen
können; was sich von ihr vorfand, konnte sehr wohl auf Kosten
der injicierten Bouillonmassen gesetzt werden. In den ersten
Stunden tritt an dem feuchten hyperämischen Peritoneum eine
Trübung auf, besonders an den Stellen, wo für eine dauerndere
Einwirkung der Mikroorganismen günstige Verhältnisse geschaffen
sind: zwischen Leber, Magen und Milz in den mannigfachen
Falten, und zwischen diesen Organen und der benachbarten
Zwerchfellfläche. Hier entwickelt sich allmählich ein anfangs
feinerer und dann festerhaftender graugelblicher „Belag“, der
an Umfang bald zunimmt, so dass nach 20 Stunden fast die
ganze Oberfläche der Leber von ihm bedeckt ist. Wird der
„Belag“ zu dieser Zeit versuchsweise entfernt, so ist dabei zu
bemerken, dass erstens ein gleichmässiges Ablösen der Membran
nicht möglich ist, indem da und dort Reste sich erhalten, und
zweitens, dass nach Entfernung der graugelblichen Massen die
Oberfläche der Leber rauh und trüb erscheint, zwar nicht überall —
aber an vielen Stellen sieht sie äusserst fein höckerig aus, so
dass ich beim ersten Anblick auf den Gedanken kommen musste,

es handle sich um frei zu Tage liegende Leberläppchen. So sah die Oberfläche des Organs da und dort förmlich wie geschunden aus, wobei ausdrücklich bemerkt sein soll, dass das Abstreifen der „Pseudomembranen" durchaus nicht brüsk, sondern mit Vorsicht geschah, eine Verletzung der Leberoberfläche also ausgeschlossen war. Nicht überall haften die Membranen inniger, ja es musste auffallen, dass an der Darmserosa und dem Mesenterium so tiefgehende Veränderungen überhaupt nicht wahrzunehmen waren; auch 20—24 Stunden post injectionem fand sich hier ausser Hyperaemie und leichter Trübung nur wenig ganz locker haftendes grauweisses, fädiges Material, das bei vorsichtiger Eröffnung der Bauchhöhle besonders an den Berührungsstellen der Därme und in den Recessus zwischen den Mesenteriallamellen reichlicher angetroffen wurde: Eiterzellen, verfettete Endothelzellen, Milliarden von Kokken, aber auch spindlige, zerfallende Zellen, die ganz wie Bindegewebselemente aussahen, fanden sich in diesen Massen und wurden durch glänzendere Streifen zusammengehalten. So bot in allen Versuchen nach eintägigem Verlauf der Entzündung die Bauchhöhle den eigentümlichen Befund dar, dass ihre obere Hälfte, entsprechend der Lage der grossen Bauchorgane, im Zustand ausgebreiteter fibrinöser Peritonitis sich befand, während die Masse der Gedärme neben anderen Reizerscheinungen nur locker haftende Auflagerungen und stellenweise allerfeinste Verklebungen zeigte.

An feinen mikroskopischen Schnitten wurde nun hauptsächlich der fibrinöse Process verfolgt. Dabei sei darauf hingewiesen, dass man, um gute Bilder --- insbesondere was die Endothelien betrifft — zu erhalten, mit grösster Vorsicht alle Proceduren der Entnahme des Materials und seiner weiteren technischen Verarbeitung vornehmen muss. Eine Berührung der zu untersuchenden Flächen sowohl mit der Hand, bezw. der Pincette, als auch mit den Wänden des Aufbewahrungsgefässes ist sorgsam zu verhüten, und bei Paraffineinbettung, die wegen der besseren Resultate in Beziehung auf die *Weigert*'sche Färbung empfehlenswerter ist, müssen die Schnitte aufgeklebt und in eigenen Standgefässen mit möglichster Subtilität weiter behandelt werden. Zur Anwendung kam als Färbemittel Hämatoxylin und Eosin, Alaunkarmin (Grenacher) ev. mit Nachbehandlung von Pikrinsäure, die *Gieson*'sche und die *Weigert*'sche Färbung.

Ueber den Verlauf des Processes lässt sich an so gewonnenen Präparaten folgendes erkennen: Das Endothel geht meist sehr bald, nach kurzen Proliferationserscheinungen fettig zu Grunde; man erkennt es oft noch lange an den körnigen Platten mit dem bläschenförmigen, sich immerfort schwächer tingirenden Kern; sehr häufig ist die ganze Zelle besetzt mit Mikrokokken; dabei zerfällt das Protoplasma zuerst und bröckelt sich in Körnern vom Kerne ab; wo kleine Buchten der Serosa sich finden, trifft man auch in späteren Stadien das Endothel noch an, und zwar hier öfters mehrschichtig, aber ebenfalls in Zerfall, so dass da und dort körnige Auflagerungen erscheinen, innerhalb deren die bläschenförmigen blassen Kerne hervortreten — neben Mikrokokken und Eiterkörperchen. Mit der Desquammation und Verfettung der Endothelien geht eine sehr frühzeitig auftretende und alsbald sich in's Ungeheure steigernde Leukocyteninfiltration der Serosa vor sich, welche die Spalten derselben sehr rasch erfüllt, und bedeutend erweitert. — Man sieht in diesem Stadium die Serosa sammt den da und dort sichtbaren, auf ihrer Grundmembran aufsitzenden, verfetteten Endothelzellen buckelförmig emporgehoben, oft in rosenkranzartiger Reihe. Der Inhalt der so erweiterten Lymphspalten besteht grösstenteils aus mehrkernigen Leucocyten, die so dicht gedrängt liegen, dass man nur mit Mühe daneben grössere Elemente mit hellerem, bläschenförmigem Kern erkennt; ausserdem erfüllen ganze, bei *Weigert*'scher Färbung tief blau erscheinende, Klumpen und Ballen von Mikrokokken, die Lymphspalten. Sehr deutlich treten die beschriebenen Verhältnisse hervor an jenen feinsten peritonealen Lamellen, die die Organe der Bauchhöhle miteinander verbinden: hier haften — infolge ihrer zarten Fältelung — die degenerierenden Endothelien reichlicher, und nun sieht man, beiderseits von ihnen begrenzt, die Lymphspalten, extrem erweitert, mit dem erwähnten Inhalt gefüllt, so dass eine bedeutende Anschwellung dieser peritonalen Bänder resultiert.

Nun zu dem Stadium und zu den Stellen, wo sich bereits umfangreiche „Auflagerungen" zeigen! Und lassen wir auch wieder, wie bisher, den ganzen Vorgang allmählig entstehen!

Da zeigt es sich nun, dass an Stellen, wo ein dicht unter dem Endothel gelegener Lymphspalt so ausgedehnt und mit Exsudat gefüllt ist, dass eine weitere Dilatation nicht mehr möglich ist, dass sich hier die oberste Bindegewebslamelle sammt

den noch anhaftenden Endothelien an einer Stelle abhebt, dass
sie einreisst, und nun nicht selten sich umschlägt, frei flottiert,
oder in gewundenen Zügen verläuft. Dabei sieht man hie und
da in dieser Bindegewebslamelle noch deutlich die spindligen
Kerne; die Faser selbst ist aufgequollen, glänzender, färbt sich
in Pikrokarminlösung gelb, nach *Weigert* aber nur graublau —
während die Bacterienleiber intensiv dunkelblau erscheinen —.
Nun findet sich zwischen der abgelösten Lamelle, deren Uebergang hie und da an einer Seite in die noch in situ befindliche
oberste Bindegewebsschicht über allen Zweifel deutlich zu sehen
ist, ein Raum, der grösstenteils mit Eiter und Kokken erfüllt
ist, an dem man aber, bei der Durchsicht vieler Präparate, nicht
selten folgendes eigentümliche Verhalten erkennt: an der der
erhaltenen Serosa zugekehrten Seite erscheinen Zellen, verfettet,
blass, von endothelialem Habitus, so dass man auf den ersten
Blick stutzig ist, ob nicht das erhaltene Peritonealepithel vor-
liege und die darüber gelagerte Lamelle auf die Oberfläche aus-
geschiedenes Exsudat sei. Bald aber erkennt man hier und
dort, dass auch die gegenüberliegende Seite des „aufgelagerten"
Streifens mit denselben endothelialen Zellen ausgekleidet ist,
und dass auf der äussersten, der freien Bauchhöhle zugekehrten
Seite der vermeintlichen Exsudatmasse ebenfalls ein Endothel
sitzt — und zwar nicht selten ein grösseres, an die geschwellten
Serosaendothelien mehr erinnerndes. So lässt sich der zweifellose Nachweis führen, dass man an Stelle der Ablösung eine
Saftspalte vor sich hat, deren endothelialer Belag deutlicher zu
Tage tritt infolge der entzündlichen Schwellung seiner einzelnen
Elemente. Indem so Schritt für Schritt, und allmählig in
tieferen Lagen, die leukocytäre Infiltration der Saftspalten weiter
geht, und mit ihr Hand in Hand die Lösung einer Bindegewebsschicht um die andere erfolgt, entstehen umfangreichere „Auflagerungen" auf der Serosa von geschichtetem Bau. Die zwischen
den zelligen Elementen und Kokkenballen parallel zur Oberfläche
der Serosa, oder seltener in Windungen verlaufenden, ehemaligen
Bindegewebsfibrillen nehmen allmählig unter zunehmender Quel-
lung eine dichte, feinste Körnung an, so dass die anfangs noch
sichtbaren Spindelkerne derselben mehr und mehr verschwinden,
und die Fibrillen zuletzt ziemlich breite körnige Bänder darstellen: eine Fibrinfärbung nach *Weigert* tritt auch an diesen
offenbar der Gerinnung anheimfallenden Bälkchen n i c h t ein.

So ist denn nach 24 Stunden das Peritoneum in ausgiebiger Weise verdickt, bezw. der Rest der Serosa mit oft ziemlich breiten, geschichteten „Auflagerungen" reichlich bedeckt.

Wie verhält es sich mit diesem Rest?

Anscheinend macht der besprochene Process in der Tiefe an einer ziemlich breiten (elastischen?) Lamelle vorerst eine Zeit lang halt — man sieht wenigstens diesen Streifen, trotz einer bereits unterhalb eingetretenen starken Leukocyteninfiltration auffallend lang bestehen, wenn schon das ganze übrige Serosagewebe in der beschriebenen Weise degeneriert ist. Aber an manchen Stellen ist auch dieser Streifen verschwunden, und hier findet sich ein unabgrenzbarer Uebergang in das darunter liegende Gewebe, z. B. das Parenchym der Leber: die leukocytäre Ueberschwemmung verbindet ohne jegliche Grenze die „aufgelagerten" Massen mit dem anstossenden Parenchym, ja man sieht dann, allerdings selten, die Leberzellen, durch eine Art dissecierender Eiterung aus ihrem Verband gelöst, frei den „aufgelagerten" Massen sich beigesellen! Beiläufig sei schliesslich das reichliche Vorkommen rundlicher Körperchen, die nach Weigert'scher Färbung mattblaugrau erscheinen, erwähnt, die sowohl an der Oberfläche als zwischen den Lamellen der Pseudomembranen sich finden und ganz den von Hauser[1]) abgebildeten und als Russell'sche Fuchsinkörperchen angesprochenen Gebilden gleichen.

Gehen wir nun zu einer Besprechung unseres Befundes bei frischer Streptokokkenperitonitis über, so ist vor allem festzustellen, dass der Verlauf dieser Entzündung in wesentlichen Punkten von dem einer reinen fibrinösen bezw. fibrinös eitrigen abweicht. Bemerkenswert ist vor allem das Fehlen einer eigentlichen Fibrinfärbung nach Weigert in den pseudomembranösen Massen; wahrscheinlich liegt die Ursache der mangelnden Fibrinbildung in der Natur des einwirkenden Virus selbst, unter dessen Anwesenheit wohl körnige Gerinnungsmassen auftreten, aber von anderer chemischer Beschaffenheit, als sie das echte Fibrin besitzt; dass auch die erwähnten gequollenen Bindegewebsfasern schliesslich in körnige Bänder zerfallen, habe ich bereits be-

---

[1]) *Hauser*: Ein Beitrag z. Lehre v. d. pathol. Fibringerinnung. Deutsch. Archiv f. klin. Med. Bd. 50. S. 372.

merkt — auch hiebei trat keine Spur von Fibrinfärbung auf, es konnte nur constatiert werden, dass das Anilinviolett bei der Entfärbung an ihnen besonders fest haftete, dass es aber schliesslich mit Hinterlassung eines graublauen Farbentones verschwand, zu einer Zeit, wo die Kokken noch tiefblau distinct gefärbt erschienen. Die losgelösten Bindegewebsstreifen zeigten aber bei *Gieson*'scher Färbung je nach dem Stadium der Degeneration bald noch eine rötliche Farbe, bald einen Uebergang dieser in eine braunrötliche Modification; bei Behandlung mit Carmin und Pikrinsäure erschienen sie bald blassrosa und homogen, bald deutlich gelb gefärbt. Jedenfalls geht aus diesen Reactionen hervor, dass eine genauere Bestimmung der chemischen Natur der zerfallenden bezw. degenerierenden Massen nicht getroffen werden konnte — sind es colloide, hyaline, dem Fibrin nahestehende Metamorphosen? Kurz es ist nichts Bestimmtes darüber zu sagen.

Doch sind diese Verhältnisse weniger wichtig als die Thatsache, dass bei dem erzeugten Entzündungsprocess wirklich eine successive Ablösung der Bindegewebslamellen der Serosa zu beobachten war, und dass die pseudomembranösen „Auflagerungsmassen" in der That sich aus solchen und den dazwischengelegenen eitrigen Exsudatmassen schichtweise zusammengesetzt erwiesen.

Mit diesem Befund sehe ich mich gezwungen in einen Streit einzutreten, der seit einiger Zeit zwischen *Grawitz*[1]), *Schleiffarth*[2]) und besonders *Neumann*[3]) einerseits, und den meisten übrigen Pathologen unter dem Vortritt von *Ziegler*[4]), *Orth*[5]) und *Mar-*

---

1) *Grawitz*: Gewebsveränderungen bei den Entzündungen. Verh. d. deutsch. Ges. f. Chir. 1892. S. 105.

2) *Schleiffarth*: Virch. Arch. 129. S. 1. Ueber die Entzüudungen der serösen Organbedeckungen und der Gehirnhäute. 1892.

3) *Neumann*: Die Pikrokarminfärbung und ihre Anwendung auf die Entzündungslehre. Arch. f. mikr. Anat. XVIII. S. 130. 1880.

Derselbe: Zur Kenntnis der fibrinoiden Degeneration des Bindegewebes bei Entzündungen. Virch. Arch. Bd. 144. 1896.

Derselbe: Fibrinoide Degeneration u. fibrinöse Exsudation. Virch. Arch. 146. 1896. S. 193.

4) *Ziegler*: Siehe Centralblatt für pathologische Anatomie. VII. Bd. Nr. 20. Bericht über die 68. Versammlung deutscher Naturforscher zu Frankfurt. 1896.

5) *Orth*: Bericht über die Arbeiten des pathologischen Instituts. Sommer 1895. Göttinger Nachricht. 1895. Heft 3.

Derselbe: Ueber die Fibrinbildung an serösen und Schleimhäuten. Götting. Nachrichten 1896. Heft 3.

chand[1]) andererseits sehr lebhaft geführt wird: in den Streit um
die Beteiligung des Bindegewebes an der Bildung von Pseudomembranen. Ich muss gestehen, dass ich auf Befunde, wie ich
sie eben vorgetragen habe, n i c h t gefasst war, zumal die experimentelle Erzeugung einer Peritonitis damals von mir lediglich angestellt wurde, um über das Verhalten der Endothelien
— (progressive oder regressive Metamorphosen) — Aufschluss
zu erhalten. Und trotz der Voreingenommenheit für die alte
Lehre von der „exsudativen" Natur jener *P*seudomembranen
musste ich mich durch meine Präparate mehr und mehr von der
Richtigkeit der *Neumann*'schen Beobachtungen überzeugen lassen.
Ich kann mich hier nicht in Details einlassen — die in Frage
kommenden Verhältnisse sind in den citierten Schriften, die
zum Teil allerneuesten Datums sind, ausführlich erörtert.

Freilich ist der von mir beschriebene Fall von Peritonitis
acuta, wie erwähnt, in vielen Beziehungen von abweichendem
Verhalten — aber gerade das bringt mich auf den Gedanken,
dass es sich in den verschiedenen pseudomembranösen Processen
nicht immer um die gleichen Vorgänge handelt, sondern dass je
nach der Natur des einwirkenden Giftes der Verlauf der Entzündung sich ganz verschieden gestalten kann. Und wenn man
die vielfach angezogenen diesbezüglichen Arbeiten und die beigegebenen Abbildungen aufmerksam studiert, so kann es keinem
Zweifel unterliegen, dass den Autoren verschiedenartige Processe
vorgelegen haben. Wie wäre es sonst auch möglich, dass so
grelle Differenzen zwischen so vorzüglichen Beobachtern bei Betrachtung ein und desselben Präparates entstehen! *Orth*[2]) ist
denn auch in seiner letzten Arbeit daran gegangen, vermittelnd
zu wirken, indem er neben der zweifellos festzustellenden Thatsache e x s u d a t i v e r Fibrinbildung, noch eine fibrinoide Degeneration des Bindegewebes nicht nur für tuberculöse und
carcinomatöse Processe zugibt, sondern sie auch für diphtheritische
Entzündungen gelten lässt; allerdings legt er besonders für die

---

[1]) *Marchand*: Zur Kenntnis der fibrinösen Exsudation bei Entzündungen.
Virch. Archiv. Bd. 145. 1896. S. 279.

Derselbe: Fortschritte der Medizin. 1894. Nr. 8. S. 291. Zur Kritik der
Schlummerzellenlehre.

[2]) *Orth*: Ueber die Fibrinbildung an serösen Häuten und Schleimhäuten. Aus
d. Nachr. d. k. Gesellsch. d. Wiss. z. Göttingen. 1896. Heft 3. 24. October. S. 9.

Diphtherie diesen Vorgängen am Bindegewebe einen unter-
geordneten Wert bei. Ich möchte mich dahin äussern, dass für
gewisse Processe jener fibrinoiden Degeneration des Bindegewebes
eine grössere Bedeutung zukommt, als man bisher anzunehmen
geneigt war, dass aber bei den leichteren Formen der einfachen
fibrinösen Entzündung der serösen Häute die exsudativen Vorgänge an der Oberfläche gegenüber den degenerativen im Gewebe
der Serosa selbst bedeutend prävalieren. Auch *Neumann*[1]) gibt
jetzt zu, dass neben der fibrinoiden Degeneration des Gewebes
Fibrinmassen entstehen können, die auf Exsudation zu beziehen
sind — und in der That zeigt Nichts deutlicher, dass die fibrinoide Degeneration etwas Anderes ist, als das feine fibrinöse
Fasernetz des Exsudatfibrins, wenn man die *Hauser'*-, *Graser'*-
und *Marchand'*schen Abbildungen mit denen von *Neumann* vergleicht. In unserem Falle erwies auch die mangelnde Fibrinfärbung an den glänzenden, degenerierten Bindegewebsbändern
— bei vorhandener Gelbfärbung in Pikrokarmin — diese Nicht-
zusammengehörigkeit. Ein Punkt in der Besprechung unseres
Falles verdient noch besondere Erwähnung: Es wurde hervorgehoben, dass die eingeführten Streptokokken nur an bestimmten
Stellen so tiefgreifende Alterationen der Serosa hervorzurufen
imstande waren, dass dagegen an den in regelmässiger Bewegung
befindlichen Teilen der Bauchhöhle — an den Därmen und den
von ihnen bestrichenen Flächen — nur Trübung und feinste
-- echte! — Auflagerungen bezw. leichteste Verklebung sich
constatieren liessen. Ich gebe hier ohne weiteres zu, dass die
grauweissen fädigen Massen, die die Darmschlingen an den Be-
rührungspunkten verbinden, und die auch sonstwo in Buchten
und Nischen vorhanden waren, Auflagerungen im eigentlichen
Sinne des Wortes sind: sie lassen sich demgemäss auch leicht
und vollkommen abstreifen, und darunter erscheint die trübe,
glatte Serosa. Es ist möglich, dass diese Auflagerungen an Ort
und Stelle durch Exsudation auf die Oberfläche, und durch
darunter gemischte zellige Elemente (Eiterkörperchen, Endothelzellen) gebildet werden; jedoch scheint es mir näherliegend, anzunehmen, dass diese Massen teils von den Stellen der ausgebildeten pseudomembranösen Entzündung, teils von den übrigen

---

[1]) *Neumann*: Gegenbemerkungen zu Marchand's Erwiderung. Virch.
Arch. Bd. 146. 1896. S. 200.

leichter entzündeten Stellen des Peritoneums verschleppt und allmählich durch die Peristaltik an solche Orte gelangt sind, wo, wenn ich so sagen darf, mehr Ruhe herrscht. Bestätigt wird diese Auffassung einmal dadurch, dass in diesen Auflagerungen spindlige, den Bindegewebszellen ähnliche Elemente angetroffen werden, die bei der relativen Intactheit der unten gelegenen Serosa unmöglich von den fixen Elementen derselben abstammen können, und dann durch die ganz unregelmässige Zusammensetzung, welche diese Auflagerungen zeigen und welche sie von den vorhin beschriebenen Pseudomembranen grundverschieden erscheinen lassen. An frischen Präparaten, die mit äusserster Vorsicht entnommen waren, lagen hier zwischen glänzenden, sich vielfach kreuzenden Fasern, Kerne aller Art, Leukocyten, Spindelzellen, Endothelzellen, ferner Mikrokokken und die erwähnten *Russell*'schen Körperchen in solcher gesetzloser Anordnung, dass man sofort den Eindruck bekam, dass man es mit willkürlicher Zusammenwürfelung verschiedenster Produkte zu thun habe; auch sahen die hier vorkommenden glänzenden Streifen anders aus, als diejenigen, die ich vorhin als fibrinoiddegeneriertes Bindegewebe angesprochen habe, so dass ich anzunehmen geneigt bin, dass hier ein richtiges Fibrinfaserwerk vorgelegen hat — leider habe ich keine gefärbten Schnitte von diesen „secundären" Auflagerungen gemacht, sondern sie nur frisch untersucht. Ueber das Verhalten des Endothels im Bereich solcher echter Auflagerungen konnte ich demgemäss auch nichts Sicheres ermitteln; jedoch wird zuzugeben sein, dass, wo solche Massen in den Bereich zu untersuchender Schnitte gelangen, sehr wohl das gequollene, ev. auch in Proliferation begriffene Endothel der Serosa einmal oder das anderemal u n t e r h a l b der fibrinösen Auflagerungen gefunden werden kann.

Dieser von uns als wahrscheinlich hingestellte Vorgang der Verteilung des entzündlichen Exsudates seröser Höhlen — wenigstens was die korpusculären Elemente desselben betrifft — auf gewisse, zwischen den sich bewegenden Organen freibleibende Ruhepunkte, lässt sich cum grano salis vergleichen mit dem Bilde, das entstehen muss, wenn eine Reihe von, mit irgend einem gröberen, abstreifbaren Material bestrichenen Kugelflächen sich fortwährend aneinandergleitend um ihre verschiedenen Achsen bewegt. Auch hier entstehen gewisse fixe Punkte, die von der Bewegung ausgeschlossen sind, und an ihnen sammelt sich das allmählig sich abschleifende Material hauptsächlich an.

Durch diese Betrachtungen wird ohne Weiteres einmal verständlich, weshalb eine solche Differenz der Intensität des Entzündungsprocesses an den beweglichen und unbeweglichen Organen der Bauchhöhle bestand, und dann, wie bei einem und demselben Process hier das Bild einer echten fibrinösen Auflagerung (vielleicht sogar mit d a r u n t e r g e l e g e n e m intactem Endothel), dort eine fibrinoide Degeneration des Bindegewebes mit a u f - g e l a g e r t e n Endothelien, an anderen Stellen beide Vorgänge übereinander und neben einander zur Beobachtung gelangen können.

Unsere Auffassung erklärt auch die ebenso wohlbekannte wie auffallende Erscheinung, dass bei chronischen Entzündungen der serösen Häute, bezw. deren Residuen, die zu beobachtenden productiven Vorgänge sehr häufig in Gestalt anscheinend unregelmässig verteilter, circumscripter Platten und Höcker überall zerstreut gefunden werden; wobei es allmählig gelingt, gewisse Praedilectionsstellen dennoch herauszufinden.

Kamen wir so auf Grund der Beobachtung eines ganz frischen Falles acuter eitriger Peritonitis zu dem Resultat, dass sich das Bindegewebe der Serosa, nach dem baldigen Zugrundegehen der Endothelzellen, in hervorragendem Maasse an der Bildung der Pseudomembranen beteiligt, so erschien es geboten, über die diesbezüglichen Verhältnisse auch an einem weniger stürmisch verlaufenden Falle Nachforschungen anzustellen, um so mehr, als es berechtigt war, anzunehmen, dass unter dem Einfluss milderer Reize auch das Endothel sich wesentlich anders verhalten könne — und bei erhaltenem Endothel könnte doch der ganze Entzündungsprocess in andere Bahnen geleitet werden!

Zu diesem Zweck wurden Meerschweinchen in Intervallen (gewöhnlich alle zwei Tage) teils dünne (1 : 2 : 1000), teils stärkere (1 : 2 : 300) Jodjodkalilösungen in die Bauchhöhle injiciert (2—5 ccm pro Injection), teils wurden Versuche mit äusserst schwachen Solutionen ,von Kantharidin gemacht. Um secundäre Infection der Bauchhöhle möglichst auszuschliessen, wurden die Injectionen unter allen Cautelen vorgenommen; zu

den verschiedensten Zeiträumen wurden die Tiere, die die Injection sehr gut vertrugen, getötet, und, wie vorhin, teils frische
Untersuchungen im directen Anschluss an die sofort p. m. an-
geschlossene Section gemacht, teils an Schnitten Studien gemacht.
Ich kann auch hier wiederum nicht alle Einzelheiten bringen,
das muss an anderer Stelle geschehen; hier will ich nur den
besonders charakteristischen Befund schildern, wie er am Peritoneum von Meerschweinchen zu erheben ist, die drei Injectionen
mit der stärkeren Jodlösung erhalten haben, und also am 6. Tage
nach der ersten Application zur Section kamen.

Bei der vorsichtigen Eröffnung der Bauchhöhle eines solchen
Tieres erscheint dieselbe von einem leicht getrübten Exsudate
teilweise eingenommen, welches auch der Oberfläche des Peritoneums eine feucht-glänzende Beschaffenheit verleiht, die trotz
der schwachen Trübung der gesammten Serosa deutlich hervortritt. An den Berührungsstellen der Darmschlingen und auch
sonst in Falten und Buchten des serösen Sackes — also wie im
ersten Fall — finden sich ganz lockere grauweissliche Auflagerungen, von leicht fadenziehender Beschaffenheit, die mit nur
leisem Darüberstreichen bequem von der Darmserosa abgestrichen
werden können; diese erscheint unter dem Häutchen glatt.
Neben diesen Erscheinungen trifft man aber noch eine äusserst
feine Körnung des Peritoneums an, die eben mit blossem Auge
wahrgenommen werden kann; es scheint die seröse Haut dadurch
wie mit feinsten Thauperlen besetzt. Bringt man ein solches
Granulum frisch unter das Mikroskop, so erweist es sich der
Hauptsache nach aus mächtigen, teils breiten spindligen, teils
keulenartigen angeschwollenen, teils polygonalen oder sonstwie
gestalteten protoplasmareichen Zellen zusammengesetzt, die einen,
oft auch zwei grosse, bläschenförmige Kerne besitzen, welch'
letztere durch meist mehrere Kernkörperchen ausgezeichnet sind.
Hie und da erscheinen Schichtungskugeln im Gesichtsfeld, indem
sich einige dieser Zellen als spindlige Elemente um einen Haufen
von Zellen ihrer eigenen Art herumlegen. Das platte, häutchen-
artige Aussehen dieser epithelähnlichen Zellen lässt keinen
Zweifel zu, dass man es mit Abkömmlingen der Endothelzellen
zu thun hat.

Untersucht man dagegen frisch jene erwähnten fädigen
grauweissen Auflagerungen, so bietet sich ein anderes Bild.
Innerhalb eines von ziemlich breiten glänzenden Bändern ge-

bildeten Netzwerks treten allerlei Zellformen auf. Grösstenteils handelt es sich um einkernige Elemente mit leicht bläschenförmigem Kern, der nicht selten eine seitliche Einschnürung zeigt, und der umgeben ist von einer ziemlich reichlichen Protoplasmamasse; daneben findet man mehrkernige Zellindividuen und solche mit gelapptem Kern, kleiner als die vorher geschilderten; man wird nicht fehlgehen, wenn man diese beiden Zellformen als hämatogene Derivate, als einkernige und polynucleäre Leukocyten auffasst. Neben diesen werden zweifellose endotheliale Elemente angetroffen, von der beschriebenen Form sowohl, als etwas kleinere, mehr rundliche, rundlich-ovale, schliesslich kommt man durch alle möglichen Uebergänge zu Zellgestalten, von denen man schlechterdings nicht mit Bestimmtheit sagen kann, ob sie der grosskernigen Leukocytenform oder den kleineren endothelialen, oder, wie man sagt, epitheloiden Zellen zugehören. Schliesslich sind auch richtige Spindelzellen, deren glänzendere Beschaffenheit und leicht streifige Protoplasmamasse auffällt, vorhanden. Auch freie Kerne finden sich reichlich vor. Die erwähnten hyalinen Bänder, wie ich sie vorderhand nennen will, verlaufen teils geradlinig, teils gewunden, teils treten sie durch seitliche Verbindungen zu grösseren Klumpen zusammen; nicht selten sind Kerne in ihnen zu erblicken; feinere Fadennetze waren nicht vorhanden, nur die beschriebenen knorrigen Balken. Ueberall liess sich von dem Peritoneum eine durch massenhafte zellige Elemente, insbesondere durch gewucherte Endothelzellen (die sich bis zu richtigen Riesenzellen vergrösserten) getrübte, wie leicht schleimige Masse abstreichen; bemerkt sei dabei, dass die offenbar in üppiger Proliferation begriffenen Serosaendothelien fast durchweg tadellos erhalten waren, dass von regressiven Metamorphosen an ihnen meist nichts zu constatieren war. Am frisch untersuchten Netz konnte eine mächtige Proliferation von Zellen constatiert werden, die grösstenteils endothelialen Charakter besassen; sehr deutlich tritt an solchen Präparaten die Thatsache hervor, dass sich die Zellwucherung mit Vorliebe an kleine Gefässstämmchen anschliesst, welch' letztere oft mit einem förmlichen Mantel von Zellen umgeben sind; die eigentlichen Bindegewebszellen des Netzes, jene schmalen, spindligen Kerne, die sich innerhalb der feinen Bälkchen befinden, beteiligen sich, wie es scheint, in geringerem Masse an der Proliferation, wenigstens sind sie an vielen Stellen unverändert zu sehen, während die Endothelien bereits in lebhafter Proliferation und Desquammation (Wanderung?) begriffen sind. So liess sich denn aus der frischen Untersuchung, die nebenbei bemerkt, nie verabsäumt werden sollte, da sie im Verein mit gefärbten Schnittpräparaten wertvolle Fingerzeige zu geben im stande ist, neben progressiven Zuständen am Serosaendothel eine mässige fibrinöse „Ausscheidung" vermuten: also ein Reizzustand des Peritoneums, wie wir ihn ja zu setzen beabsichtigten.

Die Schnittpräparate aber, die diesmal vorsichtig in Celloidin eingebettet waren, boten mir ein Bild, wie ich es nicht, gewiss nicht vermutete. (Fig. 1 u. 2.)

Anstatt der erwarteten, die Serosaoberfläche bedeckenden fibrinösen Exsudation traf ich auf eine fibrinoide Degeneration des Bindegewebes, wie sie nicht deutlicher gedacht werden kann.

Ich darf wohl, um mir die Schilderungen aller Einzelheiten zu ersparen, auf die drei ersten Abbildungen verweisen, die *Neumann* in seiner bekannten Arbeit gibt — im Wesentlichen lagen mir ganz dieselben Bilder vor. Hyalin aussehende, mit Pikrocarmin sich gelb färbende Bänder waren teils der Oberfläche des Peritoneums so aufgelagert, dass sie schichtweise in parallelen Reihen dasselbe bedeckten, teils verliefen sie in gewundenen, knorrigen Aesten und traten dabei gegenseitig in Verbindung, nicht selten war die Auflagerung etwas umfangreicher, und dann erschienen die hyalinen Massen zu grösseren Conglomeraten zusammengeflossen; wenn sich Zellen bezw. Kerne in diesen befanden, resultierte jenes Bild, das unter dem Namen des canalisierten Fibrins *(Langhans)* längst bekannt ist und das *Neumann* treffend auch mit dem Aussehen des Knochens vergleicht. Untersucht man aber recht viele Präparate, so trifft man häufig auf Stellen, wo ein innigerer Zusammenhang zwischen der vermeintlichen Auflagerung und dem darunter gelegenen Gewebe besteht: hier sieht man auf oft lange Strecken einen schmalen hyalinen Streifen die oberste Grenze der Serosa bilden, der ihr so innig während des ganzen Verlaufes anliegt, dass er wie mit ihr verschmolzen erscheint; an den beiden Enden kann man hie und da den Streifen sich leicht in die Tiefe der Serosa versenken sehen, so dass er an diesen Stellen ein wenig von der normalen Serosaoberfläche bedeckt ist. Nicht selten aber kann man einen ganz allmählichen Uebergang der hyalinen Bänder in

streifiges Bindegewebe nachweisen; besonders nach den tieferen
Lagen der Serosa hin verlieren sich die homogenen Streifen
co n ti n u i e r l i c h in normale Bindegewebslamellen. Ja, eine
fleckweise hyaline bezw. fibrinoide Degeneration, wie sie *Neumann* (l. c.) in Fig. 1 abbildet, kommt ebenfalls da und dort zur
Beobachtung, indem in die obersten Bindegewebsschichten der
Serosa an verschiedenen Stellen mit Pikrokarmin sich gelb
färbende, homogene Massen eingelagert sind; offenbar handelt
es sich hier um die Anfangsstadien des Processes. Bemerkt muss
werden, dass meist die den fibrinoid degenerierten Lamellen in
der Tiefe zunächst folgenden Bindegewebsschichten bereits ebenfalls das normale Aussehen verloren haben, indem sie glänzender
werden und allmählig ihre fibrilläre Streifung aufgeben; ebenso
habe ich mehrmals einzelne frei liegende Bindegewebszellen in
der gleichen Weise entartet gesehen. Ferner ist der Umstand
auffallend, dass sehr häufig, ja fast regelmässig, die homogenen
Bänder Einbuchtungen zeigen, die wie Faltenbildungen sich aus-
nehmen nnd auch von *Marchand* (l. c.) so gedeutet worden sind.
Es zeigt sich aber, dass über diese Falten hinweg oft noch eine
zweite Lage hyaliner Streifen zieht; dadurch wird die Annahme, dass
man es mit Fältelungen der Serosaoberfläche zu thun habe, hinfällig,
es scheint vielmehr, als ob die Bindegewebslamelle bei ihrem
Aufquellen sich nicht nur im Dickendurchmesser vergrösserte,
sondern auch sich verlängerte, wobei sie wegen des mangelnden
Raumes sich zu schlängeln gezwungen wird; es haben ja diese
hyalinen Bänder samt und sonders die Eigenschaft und das Bestreben, sich zusammenzurollen und vielfach zu winden.

Wie verhalten sich nun die Serosaendothelien zu der fibrinoiden Degeneration des Bindegewebes? Hiebei ist vor allem zu
bemerken, dass meist keine Spur von diesem Endothel — weder
auf noch unter den hyalinen Bändern — zu sehen ist. Das ist
um so bemerkenswerter, als, wie noch angeführt werden soll, an
anderen Stellen, wo keine hyaline Entartung Platz gegriffen lhat,
die Endothelien nicht nur wohl erhalten, sondern in lebhafter Vermehrung begriffen sind. Nur selten sieht man auf der Oberfläche
der viel besprochenen Streifen ganz platte, spindlige Kerne, deren
Protoplasmahof mit den hyalinen Massen verschmolzen erscheint;
jedenfalls geht das Endothel bei diesem Process verloren, sei es,
dass eine Desquammation erfolgt infolge der Ernährungsstörung,
die in der Unterlage sich entwickelt, sei es, dass es ebenfalls in

die Degeneration aufgeht. In den Fällen, wo die hyaline Ent-
artung im Beginne angetroffen wird, sieht man jedenfalls die
Endothelien noch erhalten. Bei Durchsicht vieler Präparate gelang es mir einmal eine Stelle zu finden (s. Fig. 2.), wo auf
einem hyalinen Band die Endothelien in fast ununterbrochener
Reihe aufsassen. Was die endgiltige Ablösung der fibrinoiden
Massen anlangt, so ist der Vorgang der nämliche, wie im zuerst
beschriebenen Fall: im Bereich einer Saftspalte erfolgt die
Trennung, nur sieht man seltener jene erwähnten epitheloiden
Zellen: zwischen der sich ablösenden Lamelle und der nächst
folgenden Bindegewebsschicht finden sich meist nur spärliche
leukocytäre Elemente, ein- und mehrkernige, während die letztere
nach der freien Oberfläche hin häufig mit gut erhaltenen, deutlichen platten Spindelzellen begrenzt ist.

Um etwas Näheres über die Natur der hyalinen Massen zu
erfahren, stellte ich verschiedene färberische Reactionen an: In
Pikrokarmin färbten sie sich, wie erwähnt, gelb; in Jodjodkalilösung wurden sie dunkel, gelbbraun; in Methylviolett, mit Salz-
säure nachbehandelt, rötlich violett; setzte man Schwefelsäure zu
der Jodlösung, so wurde das Braun etwas gesättigter; in
Hämatoxylin-Eosin erschien ein matter graurötlicher Ton; bei
Methylenblaufärbung nahm die Masse eine blass blau-grünliche
Farbe an; in Bezug auf die Weigert'sche Fibrinfärbung zeigte
sie kein konstantes und absolut klares Verhalten, bald
erschienen die Bänder blaugefärbt, bald trat da und dort,
oder auch völlig Entfärbung ein, und die Bänder erschienen
dann blass-grau violett; nach *Gieson* gefärbt nahmen sie eine
bräunlich-gelbe Farbe an. Aus alldem geht hervor, dass wir
eine Substanz vor uns haben, die zwischen Colloid, Hyalin und
Fibrin ihren Platz hat; welcher Art diese im Besonderen sei,
wäre noch näher zu untersuchen, nur darf vielleicht darauf hingewiesen werden, dass gerade die eben mitgeteilte färberische
Reaction der fraglichen Substanz für die vorhin bereits ausge-
sprochene Annahme spricht, es möchte sich bei der fibrinoiden
Degeneration des Bindegewebes um einen anderen Vorgang handeln. als bei jenen Fällen, wo auf der Oberfläche der serösen
Membranen ein auf die Weigert'sche Färbung prompt reagierendes
verfilztes Fasernetz erscheint, das wohl auch zu breiteren Bändern
zusammentreten kann, dann aber seine feinstreifige Beschaffenheit doch nicht aufgibt: in diesen letzteren Fällen handelt es

sich wohl zweifellos um die Gerinnung eines abgesetzten Exsudates. Ich darf wohl anführen, dass ich — wenn auch nur
selten — in meinen beschriebenen Präparaten in feinen körnigen
Massen, die hie und da auf der Serosa bezw. auf den hyalin
degenerierten Faserbündeln derselben sich fanden, bei Weigert'-
scher Färbung kleine Bruchstücke intensiv blau gefärbter Fäserchen nachweisen konnte, die den bekannten Fibrinreisern sehr
ähnlich sahen; sie traten in dem ganzen Bild so in den Hintergrund, dass ihnen eine weitere Bedeutung nicht zukommen
konnte.

Was den Zustand des Peritoneums, abgesehen von den eben
beschriebenen Veränderungen angeht, so ist das Wesentlichste
bereits durch die frische Untersuchung festgestellt. Die Proliferation der Endothelzellen, auf die hinzuweisen es mir besonders
ankam, trat an Schnitten oft in ganz ausgezeichneter Weise hervor; besonders sind zum Studium dieser Vorgänge wiederum die
zarten peritonealen Bänder geeignet: hier sind nicht nur die Serosaendothelien in mehreren Schichten gewuchert, sondern es durch-
setzen im Verein mit ein- und mehrkernigen Leukocyten Abkömmlinge der Endothelien der Spalten des Bindegewebes und
der Lymph- und Blutgefässe die tieferen Schichten und dringen
gegen die Oberfläche vor. Durch diese zellige Wucherung werden
die Bindegewebsspalten der Serosa bedeutend erweitert und
füllen sich mit epitheloiden Zellen, deren grosser bläschenförmiger
Kern nebst den verschiedenen Kernkörperchen sich sehr deutlich
von den Kernen der Leukocyten abhebt. So drängt ein Strom
hämatogener und histogener Wanderzellen fortwährend an die
Oberfläche, und es fragt sich, was aus diesem reichlichen Zellmaterial wird, zumal, wie erwähnt, regressive Erscheinungen nur
in geringem Masse an den Zellen wahrgenommen werden. Dass
sie sich lange erhalten, ist demnach wahrscheinlich — die Serosaendothelien sind natürlich miteingeschlossen — und es wurde
bereits darauf hingewiesen, dass an gewissen Stellen das zellige
Material sich ansammelt und zu feinen Adhäsionen benachbarter
Peritonealflächen bereits nach 6 Tagen Veranlassung gibt: hier
verbindet sich das angesammelte und aufgelagerte Material offenbar mit dem aus der Tiefe hervorsprossenden, und es ist wahrscheinlich, dass auf diese Weise, besonders nach der Entwicklung
capillärer Blutbahnen, die in unserem Falle noch nicht nachzuweisen war, allmählig eine innigere Verbindung und schliesslich

jene Verwachsungen hervorgehen, die man als Producte chronischer Entzündungen der serösen Häute so oft zu sehen bekommt.

In wie weit sich an der späteren Bindegewebsentwicklung speciell die Endothelien der Serosa beteiligen, darüber bin ich imstande, ebenfalls einige Mitteilungen zu machen. Vorerst ein kurzer Rückblick in die Literatur, die in der fraglichen Beziehung durchaus nicht reichhaltig ist:

Orth (Lehrb. S. 132) meint, dass bei der productiven Pericarditis an der Grenze der alten und neugebildeten Membran „jede Spur von Endothel" fehle, und dass über den Ursprung des neuen Bindegewebes „kein Aufschluss zu gewinnen sei"; die Gefässbildung wird durch Sprossung aus den präexistierenden Gefässen des Pericards abgeleitet; auch für die productive Endocarditis sagt er, dass über die Beteiligung des Endothels kein „sicheres Urteil zu erlangen sei" (S. 176, l. c.); für die bei productiver Pleuritis sich entwickelnden Adhäsionen nimmt *Orth* (l. c. S. 563) einen primären Endothelverlust als conditio sine qua non an. *Birch-Hirschfeld* dagegen (l. c. II S. 117) findet die Endothelzellen in der Basis der warzigen Excrescenzen erhalten und lässt durch Wucherung derselben, sowie der Stromazellen und Umbildung zu Fibroblasten das neue Bindegewebe entstehen; an einer anderen Stelle (Lehrb. d. allg. path. Anat. 5. Aufl. 1896, S. 164) sagt er wörtlich: „die Endothelien sind mit dem Bindegewebe auf's Engste verbunden; die Neubildung von Endothelien ist daher eine Teilerscheinung der Bindegewebsneubildung; namentlich ist das Endothel auch beteiligt bei den Verdickungen, wie sie an dem Ueberzug der serösen Häute vorkommen. Speciell für die Bedeutung der Endothelien bei der Implantation von Fremdkörpern in die Bauchhöhle und den sich daran anschliessenden productiven Prozessen haben die Untersuchungen *Marchand's*[1], *Hammerl's*[2] und *v. Büngner's*[3] bemerkenswerte Resultate geliefert; besonders *v. Büngner* fand

---

[1] *Marchand*: Ueber die Einheilung von Fremdkörpern. Ziegler's Beiträge Bd. IV. 1889.

[2] *Hammerl*: Ueber die beim Kaltblüter in Fremdkörper einwand. Zellformen. Ziegler's Beitr. XIX. S. 1. 1896.

[3] *v. Büngner*: Ueber die Einheilung v. Fremdkörpern unter d. Einwirkung chem. u. mikroparasit. Schädlichkeiten. Ziegl. Beitr. XIX. S. 33. 1896.

Karyomitosen an den Endothelien des Peritoneums ebenso reichlich wie in den Bindegewebszellen. Bei durch Staphylokokken
erzeugter intensiverer Reizung trat erst vacuoläre Degeneration
und Abstossung der Endothelien ein, die sich dem fibrinösen
Exsudat beimischten, sehr bald aber traten progressive Erscheinungen auf, Karyomitosen, — auch an d e s q u a m m i e r t e n
Endothelien! —; jedoch konnte v. *Büngner* nicht feststellen, was
schliesslich aus den gewucherten Endothelzellen wird: er hält
an einem p r i n c i p i e l l e n Gegensatz zwischen Endothelzellen
und Bindegewebszellen fest und glaubt n i c h t an einen Uebergang der beiden Arten ineinander; dieser Unterschied konnte
auch durch das mikroskopisch differente Aussehen erwiesen
werden. *Steffen* (l. c.) konnte dessgleichen keine Anhaltspunkte
für die Entwicklung der neuen Bindegewebszellen aus Endothelien gewinnen, glaubt jedoch, dass dies möglich sei. Andere
Autoren suchten die Frage nach der Beteiligung des Endothels
der serösen Häute dadurch zur Entscheidung zu bringen, dass
sie die Vorgänge der bei Aneinanderlagerung seröser Flächen
auftretenden Verklebungen experimentell studierten. Hier ist
besonders *Graser*[1]) zu nennen, der durch sorgfältige Untersuchungen festgestellt hat, dass nicht nur reichliche Proliferationserscheinungen am Peritonealendothel (mit Mitosen) vorkommen, wenn die beiden Blätter durch einen feinen Spalt
getrennt sind, sondern dass eine d i r e c t e Vereinigung möglich
ist allein durch die Verwachsung der endothelialen Elemente,
ohne Beteiligung von Rundzellen oder fixen Zellen des subserösen
Bindegewebes; in solchen Fällen wandelten sich die Endothelien
in richtige Bindegewebszellen um (s. S. 580 l. c.). In neuester
Zeit hat *Roloff*[2]) experimentelle Untersuchungen sowohl als Studien
an bei Sectionen gewonnenen Präparaten gemacht, und ist dabei
zu sehr interessanten Resultaten gelangt: bei Perioophoritis
adhaesiva fand er die bindegewebigen Adhaesionen mit Epithel
überkleidet, das sich am Fusse der Stränge in das Keimepithel
des Ovariums fortsetzte, wobei er nicht selten eine endotheliale
Metamorphose an den niedrig-cylindrischen Zellen des letzteren

---

[1]) *Graser*: Ueber die feineren Vorgänge bei der Verwachsung peritonealer
Blätter. Deutsche Zeitschrift f. Chirurgie. 27. Band. 1888. S. 533.

[2]) *Roloff*: Ueber die Rolle des Pleuroperitonealendothels bei d. Entstehung
bindegeweb. Adhaesionen. Habilitationsschrift Tübingen 1894.

constatieren konnte; an den mit Epithel überkleideten Flächen trat keine gegenseitige Vereinigung durch Gefässsprossen etc. ein; jedoch kamen Roloff Bilder zu Gesicht, die an einen allmählichen Uebergang des epithelialen Ueberzugs der Adhaesionsstränge in spindelige Zellen bezw. Bindegewebszellen denken liessen, zumal bei diesem Vorgang zugleich eine innigere Gemeinschaft zwischen dem Bindegewebe des neugebildeten Stranges und der begrenzenden, jetzt wie endothelialen Zellschicht einzutreten schien. An Präparaten von Perisplenitis, Perihepatitis, Pleuritis chronica, adhaesiva und villosa erhob *Roloff* ähnliche Befunde; hier boten sich Anhaltspunkte für eine „Differenzierung der die Zotten und Stränge überziehenden Epithelien aus Fibroblasten". Die sichersten Anhaltspunkte für eine Beteiligung des Endothels an der Bindegewebsneubildung gewann *Roloff* aus Thierexperimenten, wobei er Fäden unpräparierter Seide durch die Bauchwand legte; hier liess sich feststellen, dass einmal aus den proliferierenden, karyomitotisch sich teilenden Endothelien ein grosszelliges Granulationsgewebe wird, das sich später in echtes Bindegewebe verwandelt, und dann, dass umgekehrt aus den neugebildeten Bindegewebszellen, Fibroblasten, sich wieder richtiges Peritonealepithel herausdifferenziert.

Im Gegensatz zu *Roloff* meint *Neumann* [1]), dass es eine auffallende Erscheinung wäre, dass Zellen bindegewebigen Ursprungs bei Entzündungen an Stelle des verlorengegangenen Oberflächenepithels der serösen Häute treten könnten, und dass dieses der Lehre von der absoluten Specifität der Coelomepithelien widerspräche. Auf demselben Standpunkt steht *Ribbert* (l. c. S. 574), der die Berechtigung der Deutungen *Roloff*'s in Zweifel zieht, indem er an der epithelialen Natur der Serosazellen streng festhält.

Man wird nach dieser kurzen Schilderung des gegenwärtigen Standes unserer Frage sich von der principiellen Differenz überzeugt haben, die bis auf den heutigen Tag vorherrscht, und es nicht für überflüssig halten, wenn ich etwas ausführlicher meine eigenen diesbezüglichen Beobachtungen anreihe. An den meisten Präparaten von Endocarditis, Pleuritis, Pericarditis prolifera, die mir zur Verfügung standen, und die ich grossenteils der Liebens-

---

[1]) *Neumann*: Virchow's Archiv. Bd. 144. S. 216. 1896.

würdigkeit des Herrn Hofrat *v. Rindfleisch* verdanke, gelang es
mir nicht, sichere Anhaltspunkte für die Beteiligung der Endothelzellen an dem Granulationsgewebe zu gewinnen; man sieht
da wohl häufig ganze Nester von grösseren, epitheloiden Zellen
am Fusse und nach den Rändern der Excrescenzen zu, die gewucherten Endothelien ähnlich sehen, jedoch ist über ihre Herkunft nichts zu sagen — es können ebensogut junge Bildungszellen aus dem alten Bindegewebe sein.

Dagegen lässt sich im Bereich strangförmiger peritonealer
Verwachsungen, — also an dem Material *Roloff*'s — viel
Interessantes erheben, besonders wenn es gelingt, solche peri-
tonitische Stränge in ihrer Entwicklung gleichsam zu über-
raschen. Neben anderen Präparaten war es besonders ein mir
von Herrn Dr. *v. Franqué* gütig überlassenes Objekt, das sehr deutliche
Bilder darbot, und da durch diese meine vorher erhobenen Befunde nicht nur bestätigt wurden, sondern eine wesentliche Erweiterung erfuhren, so beschränke ich mich auf die Schilderung
der aus diesem Objekt erhaltenen Präparate (s. Fig. 3 u. 4.). Es
handelt sich im wesentlichen dabei um die beginnende, durch gefäss-
reiche bindegewebige Sprossenbildung eingeleitete Vereinigung der
überhängenden Ränder einer pilzförmigen Vegetation des Peritoneums mit der darunterliegenden Serosa. Hiebei sieht man an vielen
Stellen der letzteren feinste Zöttchen hervorwachsen, die lediglich aus einer zarten Capillare und einigen Fasern Bindegewebes
bestehen, da und dort finden sich etwas stärkere Strängchen,
die zum Teil den überhängenden Rand der pilzförmigen Figur
erreichen und sich in die Bindegewebsmasse derselben einsenken.
Diese gefässführenden Zotten sind nun s ä m m t l i c h mit einem
Epithel umkleidet, über dessen Provenienz keinen Augenblick
ein Zweifel obwalten kann: Von dem mächtig proliferierten,
oft mehrschichtig vorhandenen Peritonealepithel setzt sich nemlich jedesmal d i r e c t eine einzige Lage seiner Zellen auf die
Sprosse fort und umscheidet sie rings in continuierlicher Folge.
Je länger die Zotte ist, bezw. je mehr sich diese umscheidenden
Serosazellen von ihrem Mutterboden entfernen, desto deutlicher
tritt eine Umformung der ursprünglich meist cubischen Elemente
ein, indem sie sich als platte, endothelartige Gebilde dem feinen
Bindegewebsstrang eng anlegen; man kann sie aber immer noch
von den jungen Bindegewebszellen des letzteren unterscheiden.

Ist die Zottenbildung eine sehr reichliche und wuchern insbesondere in enger paralleler Aufeinanderfolge die Zöttchen hervor,
so tritt die endotheliale Metamorphose noch deutlicher zu tage,
die fraglichen Zellen werden langgestreckt, platt und sehen im
Längsschnitt spindlig aus, mit einer beträchtlichen Anschwellung
in der Kerngegend, kurz sie sind dann den normalen Endothelien
der Lymphspalten so ähnlich, dass eine Unterscheidung nicht
mehr angeht: ja! entstehen auf diese Weise nicht direkt, rein
auf dem Boden der speciellen Entwicklungsgeschichte des neuen
gefässhaltigen Bindegewebes, zwischen den Gefässterritorien desselben Spalträume, deren endothelialer Belag ein directer Abkömmling des Serosaendothels ist? Ich meine wohl, dass ein
solches Verhältnis leicht auszudenken ist. Und bei einem solchen
Process würden die Peritonealendothelien auch innerhalb des
neuen Bindegewebes ihre specifische Rolle als Wandelemente
von serumbespülten Räumen beibehalten und weiter ausfüllen
können.

Einen weiteren Anhaltspunkt für diese Auffassung gewährte
die Betrachtung anderer Erscheinungen an den gefässführenden
Sprossen: Sehr häufig tritt nemlich nicht jene sog. endotheliale
Metamorphose an dem Zellüberzug derselben ein, sondern es
macht sich, wenn die Papillen weiter auseinander liegen, oder
keine baldige Vereinigung mit dem gegenüberliegenden Rand,
infolge der grösseren Entfernung, erfolgt, eine bedeutende Proliferation des Epithels geltend, so zwar, dass die ganze Zotte
von einem dicken Mantel umscheidet wird, der sich aus epithelähnlichen, grossen, polymorphen Zellen mit bläschenförmigen
Kernen aufbaut; ein Teil dieser Zellen schliesst sich wohl auch
in spindliger Form dem Verlauf der Zotte an, wird dabei aber
immer noch leicht als ein Abkömmling des Peritonealepithels erkannt. Auffallend ist nun, dass diese Zellmäntel nicht häufiger ein
innigeres Aufgehen in dem jungen Bindegewebe darbieten, das
sich von der gefässführenden Sprosse entwickelt: Stellen, wo
wirklich eine Trennung beider Massen nicht mehr durchführbar
ist, sind jedenfalls sehr selten. Dagegen deutet alles daraufhin,
dass eine starke Abstossung des zelligen Belags von der Oberfläche der Zotten statt hat: besonders schön ist dies Verhältnis
in jenen kleinen Räumen zu sehen, die unter dem überhängenden
Rand des erwähnten polypösen Tumors dadurch entstehen, dass
im Umkreis die Zotten mit jenem Rand bereits verschmolzen

sind, während in der Mitte nur ganz kurze Excrescenzen bestehen. In diesen Räumen ist nämlich oft eine bedeutende Zellmasse durch die erwähnte Desquammation abgelagert, deren Elemente teils einzeln, teils in Gruppen da und dort herumliegen, teils aber sich in geschlossenen Complexen an die Bindegewebslamellen des überhängenden Randes anschliessen. Auch hiebei sieht man Uebergänge in spindelige Formen; jedoch wird meist kein faseriges Bindegewebe aus den angelagerten Massen, sondern es treten Räume zwischen den Zellen auf, die sich erweitern, und mit zunehmender Ausdehnung ein netzartiges Gefüge der fraglichen grosszelligen Zellencomplexe hervorrufen, ja, es finden sich alle Uebergänge zu einem durch sternförmig verästelte grosse Zellen gebildeten, embryonalem Bindegewebe nicht unähnlichen, Gewebe, in dessen Räumen Leukocyten und grössere Zellen frei angetroffen werden; auch rote Blutkörperchen finden sich. In Beziehung auf die letzteren will ich nur ganz beiläufig erwähnen, dass da, wo die beschriebene Umwandlung der proliferierenden peritonealen Zellenmassen in ein netzförmiges Gefüge anhebt, bereits das Auftreten von roten Blutkörperchen in den sich bildenden Gängen oft in längerer reihenweiser Anordnung zu konstatieren ist, und dass es wahrscheinlich gemacht werden kann, dass diese Blutkörperchen aus den in nächster Nähe befindlichen jungen und zarten Capillaren stammen. Bei diesem Einwandern der Erythrocyten in die junge Zellschicht treten in letzterer da und dort auf Quer- und Längsschnitten grössere Gänge auf, die von einer einzigen grosszelligen Endothellage begrenzt sind, so dass der Eindruck entsteht, dass es sich hiebei um Entwicklung neuer kapillärer Bahnen handelt.

Auf die eine oder andere beschriebene Art und Weise werden allmählich auch die Abkömmlinge der Peritonealendothelien in die sich entwickelnden Bindegewebsmassen aufgenommen.

Ziehe ich das Resultat aus meinen Untersuchungen, so ergibt sich, dass die Endothelien der Serosa bei produzirenden Entzündungen eine wesentliche Rolle spielen, dass sie in ausgiebigem Masse proliferieren, dass sie dabei aus der cubischen Form in die Spindelgestalt und in grosse rundliche und polymorphe Granulationsoder Bildungszellen übergehen, und dass sie am Aufbau des neuen Bindegewebes vor allem beteiligt sind. In Bezug auf ihre specielle Verwendung habe ich vermutungsweise angedeutet, dass sie hauptsächlich wiederum zur Bekleidung der Binnenräume des neugebildeten Gewebes aufgebraucht werden. Damit soll auf keinen Fall in Abrede gestellt werden, dass sie auch in richtige Bindegewebszellen sich umwandeln können; ich glaube das wohl, habe jedoch ganz zweifellose Bilder in dieser Hinsicht nicht bekommen können. Besonders scheint mir für die Beibehaltung des endothelialen Charakters dieser Zellen zu sprechen, dass sie meist durch die Grösse, Beschaffenheit und Tinction des Kernes sowohl, als ihres Protoplasma's von den Bildungszellen unterschieden werden können, die aus dem Bindegewebe stammen, — eine Thatsache, die auch *v. Büngner* (l. c.) bei seinen Untersuchungen bestätigt fand; dieser Autor beschreibt die jungen Bindegewebszellen als spindelförmig, sternförmig, nur undeutlich abgrenzbar, mit fibrillärer Streifung des Protoplasmas, die Abkömmlinge der Endothelien dagegen als mit sehr grossem polyedrischen Protoplasmaleib ausgestattet, welch' letzterer nicht gestreift, sondern feinkörnig erscheint. Ich darf hier wohl darauf aufmerksam machen, dass ich bei meinen zuerst beschriebenen Fällen durch die directe frische Untersuchung zu einem ähnlichen Resultat gelangt bin. Ferner spricht für das Festhalten am endothelialen Typus bei den Serosazellen der Umstand, dass sich meist aus jenen Granulationsmassen, die sie zusammensetzen, kein f a s e r i g e s Bindegewebe, sondern ein solches von „mesenchymatöser" Textur, wenn ich so sagen darf, entwickelt, indem wahrscheinlich infolge reichlicher Durchströmung mit Flüssigkeit, oder auch vielleicht durch Absonderung von solcher, die Zellen des Granulationsgewebes auseinandergedrängt und in eine netzförmige Anordnung gebracht werden.

Ich muss hier noch einmal auf eine schon kurz berührte Frage, nemlich die nach dem Schicksal der massenhaft desquammierten Endothelzellen der Serosa bei den Entzündungen zurückkommen. Bei schweren, acuten Processen, insbes. infectiöser Natur, geht ja wohl meist die ganze proliferierte Zellenmasse zugrunde, wird durch die Einwirkung des Virus zerstört (Verfettung, körniger Zerfall, Bacterien- bezw. Kokkeninvasion in die Zellen etc.); bei den chronischen, productiven Formen aber geschieht dies sicherlich n i c h t. Gemäss der ganzen Situation kann ja alles an der Oberfläche neugebildete Zellmaterial bei den serösen Häuten bei der stetigen Reibbewegung, die zwischen den serösen Flächen statt hat, kein anderes Schicksal erleiden, als dass es fortwährend abgestreift und an Stellen hingeschafft wird, wo zur Ablagerung die nötigen Bedingungen vorhanden sind. Dass es hier nicht zu Grunde geht, das konnte eben gezeigt werden: es beteiligte sich an der Gewebsneubildung; das kann aber auch daraus ersehen werden, dass *v. Büngner*, wie erwähnt, in den wandernden Endothelzellen Karyomitosen [1]) vorfand; andere Untersuchungen machen auf die Thatsache aufmerksam, dass die desquammierten, gewucherten Endothelien sich sehr lange als gesunde Zellen erhalten — sie stehen ja auch nicht unter ganz ungünstigen Ernährungsbedingungen. Alles scheint also dafür zu sprechen, dass die desquammierte Zellenmasse bei chronischen Reizzuständen der serösen Häute ein bildungsfähiges Material darstellt. Diese gelangt nun nach unserer Auffassung an gewissen Prädilectionsstellen zur Ablagerung, und es ist denkbar, dass sie hier teils activ an der innigeren Verschmelzung mit der Unterlage teilnimmt, dass sie aber andererseits als Fremdkörper in weitestem Sinn des Wortes wirkt und hiedurch — weniger also durch ein Aufheben von Gewebswiderständen (*Weigert* [2]) — irritierend wirkt und eine productive locale Entzündung mit Gefässsprossung im präexistierenden Gewebe hervorruft. So lässt sich wohl am ehesten das sonderbare Bild erklären, das z. B. die Bauchhöhle in den Residuen chronischen Reizzustandes darbietet.

Auf einen gewissen Gegensatz, der zwischen meiner Auffassung von der Bedeutung des Endothels auf den wuchernden Zotten des Peritoneums und derjenigen *Roloff*'s (l. c.) besteht, möchte ich kurz zurückkommen. Offenbar lagen *Roloff* ähnliche Bilder vor, wie mir, nur gelang es ihm vielleicht nicht, so klare Präparate zu erhalten, wie ich sie besitze. *Roloff* nimmt nemlich an, dass jenes grosszellige Granulationsgewebe, das nach ihm besonders an den Spitzen der Papillen hervortritt, aus Fibroblasten zusammengesetzt sei, die dem Bindegewebe der Papillen entsprossen, und dass sich aus diesen Fibroblasten ein neuer epithelialer Ueberzug (S. 13) heraus differenziert; so glaubt er wenigstens die auffallende Erscheinung erklären zu müssen, dass an der Spitze der Papillen ein „Ueberzug, nicht aus dem ge-

---

[1]) Anmerkung. In unserem letzteren Fall konnten leider solche nicht nachgewiesen werden, was wohl in der Vorbehandlung des Präparates bezw. Materials seinen Grund hat.

[2]) *Weigert*: Eulenburg's Realencyclopädie. 2. Aufl.

schlossenen Epithel, sondern aus weitläufiger liegenden Spindelzellen" besteht, die mit „wachsendem Abstand von der Spitze
dichter und höher werden, und an die sich ohne eine scharfe
Grenze das ausgeprägte Epithel anschliesst." In dem von mir
beschriebenen Fall konnte dagegen einmal gezeigt werden, dass
die Umwandlung der cubischen Zellform in die spindlige und
platte Gestalt bedingt ist durch ein förmliches Ausgezogen-
werden der epithelialen Schicht durch die darunter hervorsprossenden Capillaren bezw. Papillen des Bindegewebes; ich sah
wenigstens diese Metamorphose des Epithels auch da, wo an der
Spitze der Zotten von einer Fibroblastenanhäufung nichts zu erblicken war, und konnte den continuirlichen Uebergang
der endothelialen, spindligen Zellen in das normale Peritonealepithel Schritt für Schritt verfolgen. Dann aber zeigte sich an
anderen Papillen, wo eine mächtige grosszellige Wucherung an
deren Spitze oder ihrer ganzen Oberfläche nachzuweisen war,
dass nicht eine Differenzierung von Epithel aus diesen Fibroblasten heraus statthatte, sondern die Entwickelung eines lockeren,
netzförmigen Bindegewebes angebahnt wurde. Ich will damit
jedoch nicht in Abrede stellen, dass eine solche Differenzierung
von Peritonealepithel bezw. -endothel aus jenen Fibroblasten
vorkommen kann; es wäre ein solcher Vorgang besonders für
die Fälle anzunehmen, wo jene Fibroblasten nichts anderes als
Abkömmlinge des proliferierten Peritonealendothels sind, wie in
der zweiten Reihe von *Roloff*'s Fällen (s. S. 27). Vielleicht
waren auch in seinen Fällen von Perioophoritis jene Fibroblasten
aus dem endothelialen Ueberzug der Papillen durch Proliferation
entstanden. *Wendeler*[1]), der, wie seinerzeit *Werth*[2]) in seiner bekannten Arbeit über Pseudomyxoma peritonei, ebenfalls einen
endothelialen Ueberzug der wuchernden Papillen des Peritoneums
constatierte, während *Strassmann*[3]) ihn nicht fand, scheint
wenigstens geneigt, jene „eng aneinander liegenden grösseren
Zellen an den peripheren Partieen der Neubildung für Abkömmlinge der gewucherten Peritonealepithelien zu halten, wenigstens

---

[1]) *Wendeler*: Ueber Peritonitis chron. myxomatosa. Monatsschr. f. Geburtshilfe und Gynäkologie. 1896. III. Jahrg. Bd. III. S. 186.

[2]) *Werth*: Ueber Pseudomyxoma peritonei. Arch. f. Gynäkologie. Bd. 24. 1888.

[3]) *Strassmann*: Zur Kenntnis der Ovarialtumoren mit gallertig. Inhalt,
nebst Untersuchungen über Peritonitis pseudomyxomatosa. Zeitschr. f. Geburtshilfe und Gynäkologie. Bd. XXII. 1891. S. 335.

hatten sie mit diesen eine „nach Form und Tinctionsvermögen bisweilen auffallende Aehnlichkeit" — ein Verhalten, das auch in unserem Fall deutlich war. — Was jene von uns als wahrscheinlich hingestellte besondere Entstehung neuer Gefässbahnen innerhalb des — grösstenteils aus gewucherten Peritonealendothelien zusammengesetzten — grosszelligen Granulationsgewebes betrifft, so darf diese wohl nochmals kurz im Zusammenhang besprochen werden, da hiebei wichtige Hinweise auf das Schicksal der gewucherten Endothelien in dem neuen Bindegewebe sich ergaben. Ueber die Gefässneubildung im allgemeinen herrschen auch heute noch die bekannten Differenzen, ob jene n u r durch Sprossung und i n t r a c e l l u l ä r e Bahnbildung von den präexistierenden Endothelien aus vor sich geht (*Rabl*[1]), *Meyer*[2]), *Arnold*[3]), *Yamagiva*[4]), oder ob bei einer sog. „secundären Gefässentwicklung" (*Billroth*[5]) auch eine i n t e r c e l l u l ä r e Raumbildung vorkommt, wobei auch ausserhalb der Gefässwand gelegene Elemente noch zur Gefässneubildung beitragen (*Billroth*[6]), *Thiersch*[7]), *Ziegler*[8]). Es ist hier nicht der Ort, auf diese verschiedenen Ansichten einzugehen, es muss nur angeführt werden, dass in unserem Fall sich sehr bemerkenswerte Anhaltspunkte für die Entstehung einer neuen Circulation innerhalb der neugebildeten Zellmassen ohne eigentliche Sprossbildung von den alten Capillaren her bezw. n e b e n einer solchen ergaben. Es liess sich nemlich, wie gesagt, konstatieren, dass insbesondere aus jenen grosszelligen Complexen, die durch eine Proliferation der Endothelien des Peritoneums entstanden waren, und sich oft durch eine so dichte Lagerung der Zellen auszeichneten, dass deren Protoplasmaleiber nicht selten in grösserer Ausdehnung ohne Grenze ineinander zu fliessen schienen, dass also aus diesen Complexen allmählig ein loses, netzförmiges, zartes Bindegewebe sich entwickelte. Dies geschah so, dass zwischen den einzelnen Zellleibern viel-

---

[1]) *Rabl*: Morpholog. Jahrb. Bd. XII. 1886.

[2]) *Meyer*: Charité-Annalen. Jahrg. 4, H. 1.

[3]) *Arnold*: Virch. Arch. 53. und 54. Bd.

[4]) *Yamagiva*: Ueber die entzündl. Gefässneubild. etc. Virch. Arch Bd. 132. 1893. S. 446.

[5]) *Billroth*: Untersuch. über die Entwicklung der Blutgefässe. Berlin 1856.

[6]) *Billroth*: l. c.

[7]) *Thiersch*: Handb. d. allg. u. speciellen Chirurgie v. Pitha u. Billroth I.

[8]) *Ziegler*: Ueber pathol. Bindegewebs- u. Gefässneubildung; cf. Verhandl. der Würzb. Phys.-med. Gesellschaft. Bd. 10. Würzburg, Stahel. 1876.

gestaltige, meist rundliche, aber auch eckige und sternförmige
Lücken auftraten; ja, nicht selten schienen diese Räume sich
auch im Zellleib selbst zu befinden, indem dicht neben dem
Kern eine diesen zur Seite drängende und ihn abplattende Lücke
entstand. In diesen Lücken erscheinen seltener weisse, meist
aber rote Blutkörperchen, bald vereinzelt da und dort, bald in
Reihen, so dass man den Eindruck einer regelmässigeren Anordnung bekommt. Findet sich die entstandene Lücke im Leib
einer Zelle selbst, so erscheint das rote Blutkörperchen oft dicht
neben dem Kern, ist aber durch eine schmale Lichtung rings
von seiner Umgebung abgegrenzt. In der Nähe solcher Bilder
trifft man immer auf ausgebildete Capillaren. Nun werden die
entstandenen Lücken immer weiter, und während ein Teil der
grossen Zellen zu sternförmigen Gebilden sich entwickelt, bilden
andere — meist zu zweien — einen Ring um die in der Zellenmasse kreisenden roten bezw. weissen Blutkörperchen: aus den
mannigfaltigsten Uebergangsbildern kann man sich mit Recht
den Vorgang construieren, wie ich ihn eben geschildert habe.
Es ist dies ja auch nichts Neues: *Thiersch* (l. c.) hat bereits
nachgewiesen, dass besonders im Anschluss an Verwundungen
die Elemente des Blutes sich in den Gewebslücken neue Wege
bahnen, und dass nach Herstellung einer Circulation diese neuen
Bahnen von den zunächst gelegenen Zellen umscheidet werden.
Freilich können circumscripte Blutungen, die das Granulationsgewebe infiltrieren, eine solche Gefässneubildung vortäuschen,
wie auch *Yamagiva* (l. c. S. 451) richtig hervorhebt, jedoch trat
in unseren Fällen der erwähnte Vorgang so gleichmässig verbreitet und so häufig auf, dass ich annehme, es möchte sich hier
wirklich um eine typische Entwicklung handeln. Damit würden
wir also einen zweiten Anhaltspunkt haben, dass die neugebildeten Endothelien der Serosa bei der Bindegewebsentwicklung
ihrer Individualität entsprechend im wesentlichen wieder zur
Bekleidung von Hohlräumen verwendet werden.

Verlassen wir nun die Entzündungen der serösen Häute
mit dem Hinweis, dass die Endothelien derselben sich auch bei
der Tuberculose lebhaft vermehren und sich zu Riesenzellen
verwandeln, und dass insbesondere am Peritoneum sehr deutlich
zu constatieren ist, wie sich die gewucherten Endothelien am
Aufbau der miliaren Tuberkel beteiligen. Dies geschieht besonders dann, wenn die Infection von der Bauchhöhle her ein-

gewirkt hat, während bei hämatogener Miliartuberkulose den Endothelien der Serosa nur eine secundäre Bedeutung zukommt, wie das besonders *Orth* und *Baumgarten* (Lehrb. v. Orth S. 1008) experimentell dargetan haben. —

Die Endothelien der Blut- und Lymphgefässe bei Entzündungen.

Bei den acuten Entzündungen sind die nachweisbaren Veränderungen am Endothel der Blut- und Lymphgefässe von ziemlich einförmigem Charakter, und mit Recht macht *Orth* (l. c. S. 252) darauf aufmerksam, dass trotz der wichtigen Rolle, welche insbesondere die Blutcapillaren bei der Entzündung spielen, „die erkennbaren Veränderungen, welche sie erleiden, nur sehr gering" seien. *Ribbert* (l. c. S. 572) sagt, dass die Endothelien der Capillaren bei der Entzündung „zunächst keine deutlich morphologischen Veränderungen darbieten". Die positiven Beobachtungen über das Verhalten des Endothels der Saftbahnen bei acuten Entzündungsprocessen betreffen teils die Kittsubstanz zwischen den Endothelien, teils den protoplasmatischen Leib und den Kern dieser Zellen selbst. In Bezug auf die Kittsubstanz wird wohl allgemein ein Weicherwerden derselben angenommen, eine „molekulare Aenderung" (*Orth* l. c. S. 253), wodurch dieselbe nachgiebiger, widerstandsloser und für die Elemente des Blutes durchgängiger wird (s. a. *Pekelharing*, Virch. Arch. Bd. 104, 1886, S. 242). Die Alteration der Kittsubstanz gibt sich in einer Veränderung der Beschaffenheit der Silberlinien kund, wobei *Orth* (l. c. S. 109) bemerkt, dass „diese anatomisch erkennbaren Veränderungen nur einen ungenügenden Ausdruck für die beregte Laesion der Kittsubstanz zu geben vermöchten. *Löwit*[1]) hat dagegen am 3—6 Stunden blosliegenden Mesenterium hochgradige Veränderung der „Silberzeichnung" in der Regel vergesellschaftet mit Emigration und Diapedese gefunden.

Von den Endothelzellen selbst wird angegeben, dass sie bei den acuten Entzündungen anschwellen, sowohl im Proto-

[1]) *Löwit*: Ueber die Beziehungen des Blutgefässendothels zur Emigration und Diapedese. Ziegler's Beiträge Bd. 16. 1894. S. 521.

42

plasmaleib, als im Kern, wobei der erstere körnig wird, „so dass
man auf einem Querschnitt die normal kaum erkennbaren Endothelien als dicke, fast epithelartige Gebilde vorspringen sieht"
(*Orth* l. c.). *Rindfleisch*[1]) sagt: „die Endothelien der Blutgefässe
werden mit Recht als stabile Zellen des Bindegewebes angesehen; eine gewisse Lockerung der Wandungselemente, welche
der Einziehung der Ausläufer im Saftzellennetz parallel zu
setzen wäre, scheint vorhanden zu sein". *Birch-Hirschfeld* (Lehrb.)
findet bei eitrigen Entzündungen das Endothel der Lymphgefässe
geschwellt, körnig trüb und von seinem Boden losgelöst. Während
also von den meisten Beobachtern von nur geringen Endothelveränderungen bei der acuten Entzündung berichtet wird, findet
man bei *Nauwerck*[2]) in seiner Arbeit über Morbus Brigthii eine
solch' hochgradige Beteiligung des Capillarendothels (Schwellung,
Kernvermehrung, Desquammation) nicht nur bei älteren, sondern
bei ganz frischen acuten Nephritiden angegeben, dass diese am
Endothel sich abspielenden Prozesse gegenüber den Veränderungen des Nierenparenchyms selbst weitaus prävalierten, ja von
Nauwerck für viele Fälle als das wesentlichste Moment angesehen
werden.

Was mich betrifft, so konnte ich zwar niemals eine derartige Veränderung des Endothels der Saftbahnen bei a c u t e n
Entzündungen nachweisen, wie sie *Nauwerck* beschreibt, jedoch
vermisste ich pathologische Zustände unter diesen Verhältnissen
nur sehr selten, wenn sie auch meist geringfügiger Natur waren.

Ein bemerkenswerter Unterschied tritt in der fraglichen
Beziehung zwischen den arteriellen Gefässchen bezw. Capillaren
und den kleinen Venen und vor allem den Lymphbahnen hervor.
Während nemlich die ersteren seltener die gleich zu erwähnen-
den Veränderungen darbieten, werden diese an den letzteren
konstanter und reichlicher beobachtet, eine Thatsache, die vielleicht in dem Ueberladensein des venösen Blutes und besonders
der Lymphe mit stark irritierenden Abfallstoffen sowohl, als in
der langsamen Circulation dieser also überladenen Säfte ihre
teilweise Erklärung findet; ferner ist der in den ersten Stadien
der Entzündung meist vorhandene Zustand der arteriellen Con-
gestion und der damit verbundene gesteigerte intravasculäre

---

[1]) *Rindfleisch:* Elemente der Pathologie. 3. Auflage. 1896.
[2]) *Nauwerck:* Beiträge zur Kenntnis des Morbus Brigthii. Ziegler's Beiträge. Bd. 1. S. 1. 1886.

Druck einer irgendwie ausgiebigeren Veränderung des Endothels der arteriellen Gefässe bezw. Capillaren hinderlich; vielleicht tritt diese erst dann ein, wenn auch innerhalb der letzteren Bahnen eine gewisse Stase eingetreten ist.

Was die speciellen Endothelveränderungen bei der acuten Entzündung überhaupt anlangt, so fand ich zumeist nur einfache Schwellungszustände, durch welche der Kern eine durchsichtigere, mehr bläschenförmige Beschaffenheit erhielt, während der Protoplasmaleib sich mässig vergrösserte: so veränderte Endothelien besitzen allerdings etwas Epithelähnlichkeit; sie liegen dann auch nicht mehr der Wand platt an, sondern wölben sich etwas in das Lumen des Gefässes vor. Besonders an den Lymphspalten und -gefässen kann man diese acuten Schwellungszustände am Endothel gut nachweisen; sehr geeignet ist dafür die an Lymphbahnen so reiche Darmwandung: bei typhösen und diphtheritischen Entzündungen fand ich daselbst die Endothelien nicht nur gequollen und oft sehr stark vergrössert, sondern auch desquammiert und in regressiver Metamorphose begriffen; in einem Fall von Typhus abdominalis waren auch die strotzend gefüllten feineren Blutgefässe und Capillaren der Sitz einer endothelialen Schwellung und Abstossung[1]). Bei Gangraena uteri endlich traf ich einmal auf eine ausserordentlich starke Dilatation der Lymphwege, welch' letztere nicht selten mit Gerinnungsmassen und allerlei körnigem Detritus ausgefüllt waren; die Endothelien erwiesen sich nicht nur angeschwollen, manchmal sogar bis zu cubischer Gestalt, sondern auch beträchtlich vermehrt; mit der Proliferation ging eine Desquammation einher, welcher eine Auflösung der betreffenden Zellen auf dem Fusse folgte.

Es geht aus dem Gesagten hervor, dass die acuten Entzündungen meist nur geringgradige Veränderungen am Endothel der Saftbahnen hervorrufen, dass diese Veränderungen der Hauptsache nach in einfachen Schwellungszuständen bestehen, an welche sich eine Ablösung des Endothels anschliessen kann; seltener ist die Tendenz zur Proliferation zu konstatieren; diese ist wohl immer ein Beweis für die längere Dauer des Ent-

---

1) Anmerkung. Epithelähnliche Metamorphosen des Lymphgefässendothels fanden *Baumgarten* (Centralblatt f. d. med. Wiss. 1882. Nr. 3) und *Baginsky* (ibid. 1882. Nr. 4) bei Dysenterie, Enteritis und den verschiedensten Darmkrankheiten auch an den von der Entzündung entfernteren Stellen bei Kindern, und erblicken darin eine Rückkehr zum foetalen Zustand.

zündungsprozesses und steht auf dem Uebergang zu den in Folgendem zu besprechenden Vorgängen.

Bisher ist lediglich von solchen Endothelveränderungen die Rede gewesen, für deren Zustandekommen d i r e c t die entzündungserregende Ursache verantwortlich gemacht werden musste. Anders verhält es sich mit den pathologischen Zuständen am Endothel, die im V e r l a u f von acuten Entzündungen oder im A n s c h l u s s an dieselben auftreten und im eigentlichen Sinne als r e a c t i v e bezw. regenerative aufgefasst werden müssen. Diese Erscheinungen p r o d u c t i v e n Charakters sind am Endothel der hier in Frage kommenden Bahnen sehr reichliche und bedeutende.

Orth (l. c.) und *Ribbert* (l. c.) führen an, dass dabei die Endothelien das Aussehen von cubischen Elementen gewinnen und auf Querschnitten die Gefässe Drüsenschläuchen nicht unähnlich sehen. Die lebhafte Proliferation am Endothel unter den erwähnten Umständen tritt auch durch zahlreiche Mitosenbildung deutlich zu Tage: so beschreibt *Nikiforoff*[1]) bei seinen Fremdkörperversuchen lebhafte Karyokinesen an den Endothelien der Blutgefässe ebenso wie an den übrigen Zellen der Gefässwand; *v. Büngner* (l. c.) fand ebenfalls vom 3. Tage an reichliche Mitosen an Endothel(Media- und Adventitia)zellen; dessgleichen *Coën*[2]) im Verlauf von durch Jodpinselungen erzeugten Entzündungen der Haut. *Nikiforoff* betont sogar ausdrücklich, dass die Wucherung der fixen Bindegewebszellen ausserhalb der Gefässe gegenüber der an den Zellen der Gefässwandung zu beobachtenden bedeutend zurücktrete.

Was mich betrifft, so kann ich nur bestätigen, dass die productiven Vorgänge am Endothel der Blutgefässe im Verlauf von Entzündungen sehr lebhafte sind, und es wurde ja bereits vorhin bei der Beschreibung der durch Jodlösung erzeugten peritonitischen Reizungen ausdrücklich auf diese Vorgänge hingewiesen.

Eine wichtige Frage ist nun die: was wird aus den massenhaft proliferierten Endothelien, wenn sie nicht der Degeneration anheimfallen? was für eine Rolle spielen sie überhaupt bei rege-

---

1) *Nikiforoff:* Untersuchungen über den Bau und die Entwicklungsgeschichte des Granulationsgewebes. Ziegler's Beiträge Bd. VIII. S. 400. 1890.

2) *Coën:* Ueber die path. anatom. Veränderungen nach der Einwirkung von Jodtinktur. Ziegler's Beiträge Bd. II. 1888.

nerativen Prozessen, die sich im Laufe der Entzündung entwickeln bezw. sich an dieselbe anschliessen?

In Bezug auf diese Frage glaube ich bei meinen Studien über die Entzündung des Peritoneums nicht uninteressante Beobachtungen gemacht zu haben. Ich habe damals erwähnt, dass die Blutgefässe des Netzes und jener feinen peritonealen Blätter, die sich so geeignet zur Erforschung der entzündlichen Vorgänge erwiesen, mit förmlichen Zellmänteln, die schon bei der frischen Untersuchung deutlich hervortraten, sich umkleidet erwiesen. Jetzt will ich genauere Angaben machen (s. Figur 5): betrachtet man die kleineren Gefässe der erwähnten peritonealen Blätter am 6. Tage nach der ersten Jodinjection, so bieten sie folgendes Bild: Die Endothelien sind nicht nur bedeutend vermehrt, sondern überall in Ablösung begriffen; bald liegen ihre bläschenförmigen, granulierten geschwellten Kerne mit den deutlichen Kernkörperchen noch parallel zur Gefässwand, bald bilden sie einen Winkel mit ihr, indem sie an einer Seite bereits getrennt sind, bald stehen sie senkrecht dazu; nicht selten liegen grössere Zellen unter den Leukocyten des Gefässinhaltes, die den Endothelien in allem gleichen, oft allerdings ein wenig heller, blässer erscheinen. Karyomitosen sind nicht reichlich, aber da und dort zu treffen. Die ganze Gefässwand, die an den beschriebenen Gefässchen so dünn ist, dass sie in normalem Zustand nur wenige Kerne besitzen könnte, ist von Zellen durchsetzt, die sich teils von den Endothelzellen in Nichts unterscheiden, teils sehr wohl als mono- und polynucleäre Leukocyten erkannt werden können. Von dieser Zellmasse, die aus den Elementen der Gefässwand — nach meinem Dafürhalten ganz besonders aus den Endothelien — stammt, wandern nun Schaaren von den beschriebenen Elementen mit ihren bläschenförmigen, ovalen Kernen, meist jede Zelle einzeln für sich, vom Gefäss hinweg und nach der Oberfläche des Peritoneums; mit aller Deutlichkeit lässt sich der von den Zellen zurückgelegte Weg erkennen; an der peritonealen Fläche angekommen, mischen sie sich den Endothelien dieser bei, und sind alsbald keine Merkmale aufzufinden, die die Abkömmlinge der beiden Zellarten unterscheiden liessen — während dies im Anfang noch möglich war. Man kann diese Vorgänge besonders schön an den Stellen beobachten, die noch keine Proliferationserscheinungen an den übrigen fixen Elementen des Bindegewebes darbieten; denn darin stimme ich

mit *Nikoforoff* (l. c.) bezw. *Marchand* (l. c.) und seinen Schülern
überein, dass die Teilungsvorgänge in den fixen Zellen des
Bindegewebes a u s s e r h a l b der Gefässe bedeutend zurücktreten,
gegenüber den Proliferationserscheinungen an letzteren, resp.
dass die endotheliale Proliferation derjenigen der übrigen Bindegewebszellen zeitlich vorausgeht.

Die Bedeutung der geschilderten Verhältnisse ist klar:
K ö n n e n l e b e n s k r ä f t i g e , v o n i h r e m B o d e n l o s g e -
l ö s t e E n d o t h e l z e l l e n a u s d e n G e f ä s s e n a u s w a n -
d e r n , s o h a b e n w i r e i n e G r u p p e v o n Z e l l e n i m
B l u t e v o r u n s , d i e a l s h i s t o g e n e E l e m e n t e dadurch
e i n e n p r i n z i p i e l l e n G e g e n s a t z z u d e n ü b r i g e n
a u s d e m B l u t e m i g r i e r e n d e n r e i n h ä m a t o g e n e n
a u f w e i s e n , d a s s s i e gewebsbildende Eigenschaften besitzen!

Schon oft war mir unter allen möglichen Verhältnissen das
reichliche Vorkommen abgelöster Endothelien in den Blutgefässen
bei meinen histologischen Untersuchungen aufgefallen; jetzt
schien mir ein brauchbarer Anhaltspunkt für die Bedeutung der
endothelialen Proliferation in Blutgefässen bei der Entzündung
gewonnen zu sein.

Es liegen übrigens ähnliche Beobachtungen und vermutungsweise Aeusserungen vor; sie wurden mir erst nach meinen
eigenen Untersuchungen bei der Umschau in der Literatur bekannt.

So hat z. B. *Graser* (l. c. S. 576) ausgesprochen, dass es
denkbar sei, dass die proliferierten Gefässendothelien mit anderen
intravasculären Elementen die Blutbahn verlassen und in die
Gewebe eindringen könnten; dort würden sie sich dann in
spindelförmige Elemente umwandeln [1]).

M. B. Schmidt [2]) hat nähere Mitteilungen über die Entwicklung
der körperlichen Elemente des Blutes gemacht: er fand, dass in

---

[1]) *Coën* (l. c.), der auch an M e e r s c h w e i n c h e n Versuche anstellte, stellt
es gleichfalls als möglich hin, dass die gewucherten Endothelien zugleich mit den
Leukocyten aus den Gefässen auswandern, und *Marchand* hat auf dem X. internationalen Congress über die Wahrscheinlichkeit sich geäussert, dass contractile,
locomotions- und resorptionsfähige Wanderzellen auch von den Endothelien der
Gefässe stammen könnten.

[2]) *M. B. Schmidt*: Ueber Blutzellenbildung in Leber und Milz unter pathol.
u. normal. Verhält. Ziegler's Beiträge 1892. Bd. XI.

Leber und Milz aus den Capillarendothelien weisse, und aus diesen rote Blutkörperchen (beim Embryo) hervorgehen. Die Thatsache des Vorkommens typischer Karyomitosen in Leuko-cytenformen, die von *Flemming, Neumann, Arnold*[1]) u. A. festgestellt wurde, und die von *Spronk*[2]) dahin erweitert wurde, dass unter je tausend farblosen Blutkörperchen im normalen Blut des Menschen je zwei sich in Mitose befinden, hat *M. B. Schmidt* dazu geführt, diesen grossen Bruchteil auf die Abkömmlinge der fixen Zellen, der Endothelien, zurückzuführen, die auch im extra-uterinen Leben „denselben Vermehrungsmodus beibehalten, wie im embryonalen, während der andere Teil der kreisenden Leuko-cyten im Blute auf dem Wege der Fragmentierung oder inner-halb der Milz, Lymphdrüsen und des Knochenmarks entsteht". Schliesslich kommt *M. B. Schmidt* zu dem Resultat, dass die bei pathologischen Zuständen zu beobachtende reichliche Ver-mehrung von — insbesondere weissen — Blutkörperchen (bei entzündlichen Vorgängen, nach Blutverlusten etc.) durch ein „Wiedererwachen des embryonalen Bildungsprozesses" in den Capillar-Endothelien der Milz und Leber hervorgerufen werde.

Ribbert[3]) endlich kommt bei seinen Untersuchungen über die Lymphdrüsen, durch die er eine fortwährende Umwandlung der Endothelzellen des Reticulums zu Lymphocyten bei der Entzündung und Regeneration feststellen konnte, zu dem Schluss, dass auch die aus dem Blut stammenden einkernigen Wander-zellen an der Gewebsneubildung sich beteiligen könnten, indem sie ja von den Endothelzellen des Reticulums der Lymphdrüsen gebildet würden, und es nicht „ohne Weiteres in Abrede zu stellen sei, dass jene protoplasmareichen, lymphogenen Leuko-cyten auch nach der Circulation im Kreislauf die Fähigkeit be-sitzen, sich in den Spalten des neugebildeten Gewebes als endo-thelähnliche Zellen oder wirkliche Endothelien fest zu setzen"[4]). Der *Ribbert*'schen Ansicht schliesst sich *Birch-Hirschfeld* (Lehrb. der allg. Pathol.) im allgemeinen an.

---

[1]) s. bei *Arnold:* Arch. f. mikr. Anatomie. XXX. Bd. S. 267. 1887.

[2]) *Spronk:* s. *Flemming:* Arch. f. mikr. Anat. XXXVII. 1891.

[3]) *Ribbert:* Ueb. Regeneration und Entzündung der Lymphdrüsen. S. 187. Ziegler's Beitr. VI. Bd. 1889.

[4]) A n m e r k u n g: Allerdings ist in neuester Zeit *Saxer* der Anschauung, dass die Endothelien der Blut- und Lymphbahnen mit der Bildung von weissen (bezw. roten) Blutkörperchen in Verbindung stehen, scharf entgegengetreten.

Durch alle diese Befunde wird der Streit über die Beteiligung der Wanderzellen an der Bindegewebsneubildung in
ein anderes Fahrwasser gebracht: es tritt damit ein vermitteln-
des Moment auf, welches die beiden Lager (*Arnold*[1]) und *Metschnikoff*[2]) und ihre Anhänger einerseits und *Marchand*[3]) an der Spitze
wohl des grössten Teils der Pathologen andererseits) zu verbinden geeignet erscheint[4]). Die Schwierigkeit der Unterscheidung jener in späteren Stadien der Entzündung aus den Blutgefässen auswandernden grossen, mononucleären Zellen von den
proliferierenden fixen Zellen des Bindegewebes, die ja von allen
Beobachtern immer wieder betont wird, würde ebenso eine be-
friedigende Erklärung durch die Auffassung dieser Zellen als
Abkömmlinge e n d o t h e l i a l e r Elemente finden als die viel-
fachen und vielgedeuteten Versuche zur Feststellung der Natur
und des Schicksals der in Fremdkörper einwandernden Zellen
dadurch unter einen vereinigenden Gesichtspunkt zu bringen
wären[5]). Schliesslich sei darauf hingewiesen, dass die im Anschluss an Entzündungen und sonstige Gewebsstörungen auftretende Leukocytose, über deren Genese aus neuerer Zeit

---

[1]) *Arnold*: Virch. Arch. Bd. 133. 1893. S. 1. Ueber die Geschicke der
Leukocyten bei der Fremdkörper-Embolie.

Derselbe: ibid. Bd. 124. 1891. Ueber rückläuf. Transport.

[2]) *Metschnikoff*, Festschrift f. Virchow. 1891.

[3]) *Marchand* l. c.

[4]) s. a. die Verhandlg. d. X. internat. Congresses. 1890.

[5]) Anmerkung. Die in den *Arnold*'schen (Ueber die Geschicke der
Leukocyten bei d. Fremdkörper-Embolie: V. Arch. 133. 1893. S. 1) Experimenten
aufgetretenen grossen ein- und mehrkernigen Zellen (6—12 Stunden nach der
Operation) und Riesenzellen, sowie jene an den Gefässwänden sich zeigenden
rundlichen, cubischen, endothelartigen Zellgebilde, die die im Blute circulierenden
Weizenkörner vielfach umschlossen und förmlich umwuchsen, sind vielleicht ebenfalls als Abkömmlinge endothelialer Wandzellen aufzufassen. *Arnold* sagt selbst,
dass man den Eindruck erhielte, es könne sich am Ende um gewucherte Gefässendothelien handeln, will aber diese Möglichkeit nicht zugeben wegen des zu
raschen zeitlichen Auftretens dieser zelligen Elemente, und hält sie für Abkömmlinge der Leukocyten. Es ist ja aber gar nicht nötig, anzunehmen, dass es sich
um durch M i t o s e v e r m e h r t e Endothelien dabei handelt, es können ja rein
m e c h a n i s c h abgelöste (bezw. durch den Entzündungsreiz desquammierte)
Zellen sein, welche die Umhüllung der Fremdkörper besorgen.

Angaben von *M. B. Schmidt*[1]), *Löwit*[2]), *Joas*[3]), *v. Limbeck*[4])
und *Zenoni*[5]) bekannt sind, wenigstens teilweise mit den Thatsachen der endothelialen Proliferation, sei es in Blutgefässen,
sei es in Milz oder Leber, oder in Lymphdrüsen, in Zusammenhang gebracht werden kann, und vielleicht — muss.

Auf all diese Fragen soll hier nicht näher eingegangen
werden, speciell will ich die Beobachtungen über den Zusammenhang der Gefässendothelien mit der Entwicklung von Leukocyten nur der Vollständigkeit wegen kurz gestreift haben, da
mir gar keine eigenen Erfahrungen hierüber zu Gebote stehen.
Nur den einen Punkt will ich bestimmter hervorgehoben haben,
dass in der That bei der Entzündung proliferierte Endothelien
die Blutbahn zu verlassen scheinen, und dass damit eine Gruppe
von pseudohämatogenen Wanderzellen in den Geweben auftritt,
an deren gewebsbildnerischen Fähigkeiten nicht gezweifelt werden kann. Nach allem, was ich bei meinen Untersuchungen
gesehen habe, scheinen gerade die Endothelien am meisten von
allen Bindegewebszellen ihre „mesenchymatöse Natur" festgehalten zu haben, indem gerade sie besonders und in z e i t-
l i c h e m Vorangang bei den entzündlichen bezw. regenerativen
Prozessen sich vermehren, von ihren Plätzen entfernen und sich
nach Art der Mesenchymkeime zwischen den Spalten und den
Zellen des fixen Gewebes fortbewegen. —

Was die in c h r o n i s c h e n t z ü n d e t e n G e w e b e n vorkommenden Veränderungen der Endothelien der Blut- und Lymphgefässe anlangt, so sind dieselben den eben erwähnten zum Teil
sehr ähnlich; zum Teil aber von besonderem Charakter.

Besonders die Lymphgefässe sind unter solchen Verhältnissen oft erheblich dilatiert, und ihre Wand teils mit einer
einschichtigen Lage epitheloider Zellen auskleidet, teils entsprossen
dieser Wand reichlichere Zellmassen von dem erwähnten Aussehen, so dass endotheliomartige Bilder hervorgerufen werden
(s. Fig. 6); bei lang andauernden Reizzuständen schliesst sich

---

[1]) s. übrigens die Literatur bei *M. B. Schmidt* (l. c.)
[2]) *Löwit*: Ziegler's Beiträge. Bd. X. 1891. S. 213.
[3]) *Joas*: Ueb. entzündl. Leukocytose ibid. S. 298.
[4]) *v. Limbeck*: Zeitschr. f. Heilkunde. Bd. X. 1890.
[5]) *Zenoni*: Ueb. die Entstehung d. verschied. Leukocytenformen d. Blutes.
Ziegler's Beitr. XII. S. 537. 1894.

an die massenhafte Proliferation der Endothelien allmählig
eine Neigung zur Bildung neuen Gewebes, und zwar B i n d e -
g e w e b e s an. Daran kann kein Zweifel sein, dass dabei
die Endothelien sich mehr und mehr in Spindelzellen, richtige
Fibroblasten, verwandeln und so zu der in chronisch entzündeten
Geweben häufig zu konstatierenden Verdickung der Blut- und
Lymphbahnen wesentlich beitragen[1]. Wenn eine solche productive Wucherung auf ihrem Höhestadium zur Beobachtung gelangt, dann können die Gewebe, welche der Schauplatz derselben
sind, ein Bild darbieten, das an die scirrhösen Krebse lebhaft
erinnert: bei einer chronischen Perityphlitis habe ich solche bis
zum Verwechseln carcinomähnliche Wucherungen der Lymphgefässendothelien gesehen; auch *Orth* (Lehrb.) macht auf diese
Verhältnisse aufmerksam. Ja, einmal traf ich auf dem Peritoneum,
das alle möglichen Residuen alter Entzündungsprocesse aufwies,
überall zerstreut platte, kleine, weisslichgraue Erhabenheiten
desselben, die nicht, wie ich anzunehmen geneigt war, bei der
mikroskopischen Untersuchung sich aus altem Bindegewebe zusammengesetzt erwiesen, sondern eine mächtige Proliferation der
Saftspaltenendothelien der gesammten Serosa und Subserosa dar-
boten, die da und dort auch in die Muskelschicht sich hineinerstreckte. Es wurde so ein völlig endotheliomartiges Bild
erzeugt, das noch durch die massenhafte Anwesenheit von
Schichtungskugeln und geschichteten Kalkperlen belebt wurde,
so dass man wohl von einer multiplen Psammombildung des
Peritoneums sprechen könnte. Freilich ist es schwer, derartige
im Verlauf von productiven Entzündungen auftretenden Gewebs-
wucherungen von den eigentlichen Geschwülsten zu trennen —
sie stehen eben auf dem Uebergangsgebiet, und werden bald
den entzündlichen Hyperplasieen, bald den eigentlichen Neoplasmen
zugezählt.

Besonderes Interesse haben von jeher die einzelnen Formen der
chronischen productiven Entzündungen an den **Blutgefässen** erregt,
die Endarteriitis granularis *(Orth)*, o b l i t e r a n s *(Friedländer)*,
deformans *(Virchow)*, und vor allem die specifischen tuberkulösen
und syphilitischen *(Heubner)* Veränderungen an den Innenhäuten

---

[1] *Ribbert* (l. c. S. 572) findet ebenfalls bei Neubildungsprozessen die Endothelien der Gefässe von „protoplasmatischer Beschaffenheit, langgestreckt, oft geradezu spindlig.‟

der Arterien sind Gegenstand eingehender Studien gewesen. Ueber die Beteiligung der Endothelien ist allerdings dabei teils wenig angeführt, teils herrschen Meinungsverschiedenheiten. Für die gewöhnlicheren Formen der Endarteriitis hat unseren Erfahrungen nach *Orth* (Lehrb.) völlig Recht, wenn er die Vorgänge so schildert, dass durch eine Wucherung der Endothelzellen ein zelliges Material geliefert wird, dessen oberste Zellen stets wieder eine Endothelschicht bilden, während die übrigen die bekannten Umwandlungen zu „Inoblasten" erleiden. Dass wirklich die Endothelien s e l b s t eine solche Teilnahme an der Bildung des neuen Gewebes hiebei zeigen, das geht daraus hervor, dass auch so feine Gefässe, die ausser der Endothelschicht gar keine Bindegewebslagen in der Intima besitzen, von den beschriebenen Wucherungen eingenommen sind. Ja, es scheint nicht nur vorzukommen, dass die gewucherten Intimazellen an der dem Lumen des Gefässes zugekehrten Seite stets wieder eine Endothelschicht bilden, sondern es kann, vielleicht wenn sich der Prozess mehr schubweise entwickelt, sich ereignen, dass auch immer wieder zwischen den gebildeten Zelllagern eine neue Membrana elastica entsteht; ich habe in einem Falle eine vierfache, durch Bindegewebsschichten getrennte, elastische Membran an dem Querschnitt einer Arterie bei proliferierender Endarteriitis in der Intima gesehen.

Für die luetische Endarteriitis haben *Heubner* [1]) und *Baumgarten* [2]) die Beteiligung der Endothelien an der zelligen Neubildung (epitheloide Zellen und Riesenzellen) eingehend erörtert, und für die Tuberkulose, deren Einwirkung auf die Innenwände der Gefässe besonders *Weigert* [3]) kennen lehrte, liegen Beobachtungen über die Anteilnahme der Endothelzellen u. A. auch von *Cornil* [4]), *Kiener* [5]), *Arnold* [6]), *Mügge* [7]), *Baumgarten*) vor. Auch die

---

1) *Heubner*. Leipzig 1874.

2) *Baumgarten*: Virch. Arch. 76 Bd. 1879. p. 268 und ibid. 86. Bd. 1881.

3) *Weigert*: Virch. Arch. Bd. 88. p. 360. 1882 und V. Arch. Bd. 104. 1886. p. 32.

4) *Cornil*: Journal de l'anat. et de la phys. XVI. p. 313. 1880.

5) *Kiener*: Arch. de physiol. normale et pathol. 2 ser. VII. p. 790 u. 894.

6) *Arnold*: Virch. Arch. 88. Bd. p. 440. 1882.

7) *Mügge*: Virch. Arch. 76. Bd. p. 243. 1879.

neueren Lehrbücher (z. B. *Orth, Ziegler, Birch-Hirschfeld*) stimmen in ihren diesbezüglichen Angaben überein; überall wird die Bedeutung der Endothelien gebührend hervorgehoben. Ich selbst habe bei inficierten tuberkulösen Meerschweinchen ganz besonders schöne Intimatuberkel gesehen, die lediglich aus epitheloiden Zellen bestanden, und bei der Feinheit der beobachteten Gefässe konnte es keinem Zweifel unterliegen, dass diese letzteren ausschliesslich Abkömmlinge der Endothelien darstellten.

Für die bei der Organisation des Thrombus vorkommenden productiven Prozesse haben *Waldeyer* [1]), *Thiersch,* *Baumgarten* [2]), *Pick, Riedel, Auerbach, Pfitzner, Beneke* [3]), *Sokoloff* [4]), *Pekelharing* [5]), *Orth* [6]), *Thoma* [7]), *Apollonio* [8]) u. A. die hervorragende Rolle der Endothelzellen betont (während *Foà* sie in Abrede stellt). Besonders *Thoma* hat gezeigt, dass sich eine endotheliale Umkleidung des Thrombus von dem praeexistierenden Endothel aus entwickelt, und dass sich von dieser eine Wucherung in die Tiefe abzweigt, aus der Capillaren hervorgehen. Die Richtigkeit dieser Beobachtung konnte ich in einem Fall auf's Schönste bestätigt finden, wo die endothelialen Elemente des organisierten, wandständig gelagerten und zahlreiche Gefässlücken zeigenden Thrombus infolge chronischer Entzündung als c u b i s c h e G e - b i l d e die von ihnen begrenzten Räume auskleideten, und so besonders deutlich hervortraten; es zeigte sich dabei, dass die Endothelien der Gefässlücken im Thrombus selbst mit dem endothelialen Belag seiner Aussenfläche zusammenhingen. Ferner habe ich nicht selten von den Endothelzellen der Intima förmliche Züge von fibroblastenartigen Zellen wie Sprossen in die Thrombenmassen vordringen sehen.

---

[1]) *Waldeyer*: Virch. Arch. 40. p. 379. 1867.

[2]) *Baumgarten*: Die sog. Organisation des Thrombus. 1877 uud Virch. Arch. Bd. 77. 1. p. 497. 1879.

[3]) *Beneke*: Die Ursachen der Thrombusorganisation. Ziegler's Beitr. 1890. Bd. VII. S. 97.

[4]) *Sokoloff*: Bindegewebsneubildung in der Intima doppelt unterbundener Arterien. Ziegler's Beitr. XIV. 1893.

[5]) *Pekelharing*: Ueber Endothelwucheruug in Arterien. Ziegler's Beitr. VIII. 1890. S. 245.

[6]) *Orth* (Lehrb. S. 264).

[7]) *Thoma* (Lehrb. S. 345).

[8]) *Apollonio*: Mikr. Unters. üb. die Organ. d. Unterbindungsthrombus in Art. 1888. Ziegler's Beiträge. VI.

Die productiven entzündlichen Vorgänge specifischer Art
an den Lymphgefässen sind ganz ähnlichen Charakters, wie die
an den Blutgefässen auftretenden; was die Tuberculose betrifft,
so bilden sich nämlich auch hier nicht nur sog. perilymphangiäre
Tuberkelknötchen, sondern auch richtige Intimatuberkel, die
hauptsächlich aus gewucherten Endothelien zusammengesetzt sind
und nicht selten Riesenzellen enthalten (Orth); häufiger als dieses
Vorkommnis konnte ich eine richtige käsige Lymphangitis finden,
eine Art desquammativen Katarrh's der Lymphwege mit Neigung
der abgestossenen Endothelien zum käsigen Zerfall. Für die
Syphilis ist es längst bekannt, dass sie sich gerne an den Verlauf der Lymphgefässe hält und dort produktive Veränderungen
erzeugt; dabei entsteht durch Wucherung der Endothelien und
Umwandlung derselben zu spindeligen Bindegewebszellen eine
oft beträchtliche Verdickung und Verengerung der Lymphwege
und -Spalten; besonders deutlich tritt diese productive Lymphangitis z. B. auf in der Umgebung alter luetischer Geschwüre;
ich besitze ein prächtiges Präparat davon aus einem Ulcus des
Rectum. Aber auch die eben bei der Tuberkulose erwähnte
käsige Lymphangitis scheint bei der Syphilis vorzukommen;
Cornil[1]) hat sie für die Lunge beschrieben.

Zwei Zellformen, die bei der specifischen Entzündung der
Lymph- und auch der Blutbahnen regelmässig vorkommen, scheinen
zu endothelialen Elementen eine innigere Beziehung zu haben:
ich meine die sog. „epitheloiden" Zellen und die Riesenzellen.

Was die ersteren betrifft, so hat *Rindfleisch*[2]) gewiss Recht,
wenn er sagt, dass es falsch sein würde, sie „ohne Weiteres mit
gewucherten Endothelien zu identificieren". Es können, wie allbekannt, die fixen Bindegewebszellen bei ihrer Proliferation reich-
licheres Protoplasma um sich ansammeln und durch eine Anschwellung des Kernes, wobei dieser ein mehr bläschenförmiges
Aussehen erhält, eine gewisse Epithelähnlichkeit erlangen. Jedoch muss ich die Ansicht, die ich vorhin bereits in Bezug auf die
gewöhnlichen Entzündungsformen anführte, auch hier festhalten,
dass nemlich die endotheliale Proliferation der Wucherung der
übrigen Bindegewebselemente zeitlich vorausgeht; und bei einer
Erkrankung des Körpers, die sich, wie die Tuberkulose und
Syphilis so sehr an die von endothelialen Elementen bekleideten

---

[1]) *Cornil*: L'union méd. 1874. Nr. 9.

[2]) *Rindfleisch*: Ueber Tuberkulose. Virch. Arch. 85. Bd. 1881. S. 71.

Saftbahnen anschliesst, ist daher von vornherein zu erwarten, dass die von diesen Giften hervorgerufenen geweblichen Produkte — in den Anfangsstadien wenigstens — hauptsächlich aus endothelialen Abkömmlingen zusammengesetzt sind. Ich habe mich bei der Beobachtung beginnender Tuberkelentwicklung mehrmals überzeugen können, dass die das feine Granulum bildenden „epitheloiden" Zellen lediglich proliferierte Endothelien darstellten ; ja, ich glaube sogar, dass man die durch diese endotheliale Proliferation entstehenden „epitheloiden" Elemente wenigstens eine Zeit lang von den durch gewucherte Bindegewebszellen hervorgegangenen Gebilden ähnlicher Art unterscheiden kann; letztere sind zu Anfang etwas kleiner, ihr Protoplasma tingiert sich besser bei der Färbung mit Hämatoxylin und Eosin mit dem letzteren Farbstoff, und auch der Kern ist weniger bläschenförmig, dunkler granuliert; freilich verwischen sich schliesslich mit dem Dazwischentreten der ein- und mehrkernigen Leukocyten diese Unterschiede mehr und mehr. Jedenfalls aber geht der grösste Teil der sog. epitheloiden Zellen — wenigstens soweit meine Beobachtungen reichen — aus endothelialen Elementen hervor; sind diese doch in den Tuberkelgranulationen derjenigen Organe ganz besonders häufig und schön ausgebildet anzutreffen, die sich durch ihren Reichtum an Endothelien auszeichnen: Haut, seröse Membranen, Meningen, Lymphdrüsen.

Dasselbe gilt von den R i e s e n z e l l e n ! Es darf geradezu als ein gewisses Charakteristikum der endothelialen Zellart angesehen werden, dass sie zur Bildung mehrkerniger, grosser, protoplasmatischer Körper geneigt ist: vielleicht liegt in der häutchenartigen Gestalt der Endothelien eine gewisse Prädisposition zu mangelhafter Abschnürung des Zellleibes nach erfolgter Kernteilung, oder, was mir plausibler scheint, es ist diese platte Protoplasmamasse zu einer innigeren Verschweissung mit gleichartigen Gebilden geeigneter, als die übrigen runden, ovalen, kubischen oder cylindrischen Zellen; die für die Endothelzellen so zu sagen fast typische Zusammenbackung in geschichtete Körper scheint wenigstens für letztere Auffassung in etwas zu sprechen. Wie dem auch sei: ich zweifle nicht, dass der grössere Teil der in specifischen, insbesondere tuberkulösen Entzündungsprodukten auftretenden Riesenzellen endothelialer Herkunft ist; ihre centrale Lage in Tuberkeln spricht nach den gegebenen Ausführungen durchaus dieser Auffassung; ebenso ihre auffallende

Häufigkeit in endothelreichen Organen; (so habe ich z. B. in einem Omentum bei Perlsucht so massenhafte Riesenzellenentwicklung beobachtet, dass diese das histologische Bild förmlich beherrschte). Die Ansichten vieler Autoren sind in demselben Sinn ausgesprochen: für die serösen Häute haben *Marchand*, *Hammerl*, *v. Büngner* (l. c.) bei ihren Fremdkörperversuchen die hier auftretenden Riesenzellen von den Peritonealendothelien abgeleitet; *Ecetzky*, *Kiener*, *Herrenkohl*, *Baumgarten* lassen sie bei der Tuberkulose aus Gefässendothelien hervorgehen, *Manasse*[1]) ist für ihre Entwicklung aus Lymphgefässendothelien, *Ribbert*[2]) und *Lubimoff*[3]) aus den endothelialen Elementen des Drüsengewebes eingetreten; ich selbst habe einmal in einer Drüse inmitten der Tuberkelknötchen die noch erhaltenen, ihres Endothels beraubten Reticulumbälckchen keine anderen zelligen Elemente als lediglich Riesenzellen einschliessen sehen; hier war also ihr Ursprung ganz unzweideutig. Auf die verschiedenen Entstehungsmodi der Riesenzellen (aus dem Zusammenfliessen mehrerer Zellen: *Ribbert*, *Marchand*, *Welker*, *Baumgarten*; durch mangelhafte Zellabschnürung bei vorhandener reichlicher Kernteilung: *Birch-Hirschfeld* u. a.; durch Kernfragmentierung: *Welker*, *Arnold*) will ich hier nicht eingehen, nur kurz anführen, dass ich die bereits von *Cornil*[4]) behauptete Entstehung riesenzellenartiger Gebilde aus umgewandelten Gefässen durchaus für zu Recht bestehend anerkennen muss. Man kann sich an feinen Gefässen bei frischer Tuberkelentwicklung leicht überzeugen, dass, wie bereits erwähnt, eine reichliche endotheliale Proliferation statt hat, während zugleich die bindewebige Gefässwand aufquillt und ein homogenes Aussehen gewinnt. In solchen Stadien sieht man besonders deutlich an Längsschnitten inmitten der kleinen Tuberkelknötchen einen sich nach zwei Seiten hin aus der Schnittebene ohne jegliche Grenze verlierenden hyalinen Strang, der eine grosse Menge von blassen Kernen in sich birgt, die der Längsachse des Stranges parallel angeordnet sind; auf Querschnitten erscheint natürlich ein Kreis mit central, bezw. ringförmig gelagerten Kernen.

---

[1]) *Manasse*: Ueber Granulationsgeschwülste und Fremdkörperriesenzellen. Virch. Arch. Bd. 136. S. 245.

[2]) *Ribbert*: Ziegler's Beitr. VI. S. 222.

[3]) *Lubimoff*: Virch. Arch. Bd. 73. S. 71.

[4]) *Cornil*: Journal de l'anatom. et de la physiol. 1878.

Ferner entspricht nicht selten die Lage mehrerer Riesenzellen innerhalb eines grösseren Granulationsherdes dem gedachten Verlauf eines Gefässes, was ebenfalls wieder an Längsschnitten besonders schön erkannt werden kann, wenn man geeignete Stellen zu Gesicht bekommt: hier verschwindet ein solcher hyaliner Strang unbegrenzt aus dem Gesichtsfeld, dort taucht er ebenso unvermerkt wieder aus der Zellenmasse auf u. s. f., und erweckt überall durch seinen reichlichen Kerngehalt bei oberflächlicher Betrachtung den Eindruck, als ob regellos in das tuberkulöse Gewebe Riesenzellen eingesprengt wären. Schliesslich mag ja das degenerierte Gefäss allmählig in einzelne Schollen zerfallen und diese infolge der besseren Abgrenzung das Bild einer richtigen Zelle mehr und mehr vortäuschen; wobei im Sinne *Weigert*'s durch centrale Nekrose mit der Zeit die „typische" Randstellung der Kerne erfolgt.

Wurde so für die Riesenzellen die endotheliale Abkunft ganz besonders hervorgehoben, so soll damit nicht in Abrede gestellt werden, dass aus Epithelzellen (*Birch-Hirschfeld*, *Welker*), aus fixen Bindegewebszellen bezw. von diesen abstammenden „Bildungszellen" (*Marchand*, *Welker*, *Baumgarten*, *Birch-Hirschfeld*), oder aus L e u k o c y t e n (?) (*Metschnikoff*, *Arnold*) gelegentlich ebenfalls riesenzellenartige Gebilde sich entwickeln können.

Was die L y m p h d r ü s e n betrifft, so ist die hervorragende Anteilnahme ihrer Endothelien sowohl bei akuten Entzündungen (Schwellung, Desquammation, karyomitotische Proliferation), als auch bei den verschiedenen Formen der chronisch hyperplastischen Lymphadenitis (massenhafte Wucherung, Umwandlung in Fibroblasten und Bildung von Bindegewebe) so allgemein bekannt (siehe die neueren Lehrbücher), dass ich mich mit diesem blossen Hinweis begnügen kann. Auch bei den tuberkulösen bezw. skrofulösen und luetischen Prozessen spielen sie eine Hauptrolle, besonders bei jenen chronischen tuberkulösen Hyperplasieen, bei denen das oft massenhafte Auftreten von Schichtungskugeln a l l e i n geeignet ist, die Bedeutung der Endothelien für die Entwicklung des grosszelligen Granulationsgewebes genügend zu illustrieren. *Schüppel*[1]) hat auch jenen bereits mehrfach erwähnten, desquammativen, käsigen endothelialen Katarrh für die Lymphdrüsen beschrieben.

---

[1]) *Schüppel*: Untersuch. über Lymphdrüsentuberkulose. Tübingen 1871.

Wir schliessen hiemit unsere Besprechung über die speciellen Veränderungen der Endothelien bei der Entzündung, und können dabei konstatieren, dass ein wesentlicher Unterschied zwischen den Endothelzellen der serösen Häute und derjenigen der Blut- und Lymphwege in dieser Beziehung nicht hervortritt.

Die Beteiligung der Endothelien bei dem Wachstum der Geschwülste.

Absichtlich habe ich, wie aus dem Titel der ganzen Abhandlung hervorgeht, die von den Endothelien ausgehenden primären Geschwülste von der vorliegenden Abhandlung ausgeschlossen; es würde den Rahmen dieser Arbeit weit überschreiten, wollte ich eine nur halbwegs genügende Darstellung der „Endotheliomfrage" geben; auf der anderen Seite liegen aber so vorzügliche und umfassende Arbeiten über die endothelialen Geschwülste vor (*Kolaczek*[1]), *Volkmann*[2]), dass es unbescheiden von mir wäre, wenn ich glaubte, Besseres leisten zu können. Begnügen wir uns also hier mit der Thatsache, dass es eine grosse Reihe eigenartiger Geschwülste gibt, die von Endothelzellen ihren Ausgang nehmen, dass diese Tumoren teilweise noch einen gewissen Zusammenhang mit den von den Bindesubstanzen ausgehenden Neoplasmen erkennen lassen und dabei einen mehr sarcomatösen Habitus besitzen[3]), dass sie aber andernteils durch Umwandlung der Endothelien in cubische, ja sogar cylindrische Zellformen und durch das Hervortreten einer schärferen Grenze zwischen der endothelialen Proliferation und dem umgebenden Bindegewebe bezw. durch einen deutlich alveolären Bau, sich so sehr den Carcinomen nähern, dass die Differentialdiagnose die grössten Schwierigkeiten bereiten kann. Jedoch dürfen diese Schwierigkeiten nicht abhalten, den bisherigen bei der systematischen Einteilung der Geschwülste beobachteten Prinzipien treu zu bleiben, und ist besonders für die in Rede stehenden Neoplasmen in jedem einzelnen Fall mit Berücksichtigung morphologischer, histogenetischer und biologischer Momente zu versuchen, die endotheliale Natur derselben

---

[1]) *Kolaczek*: Deutsche Zeitschrift für Chir. IX. nud XIII. 1878 u. 1880.

[2]) *Volkmann*: Deutsche Zeitschr. f. Chir. Bd. 41. 1895.

[3]) Anmerkung. *Klebs* (allg. Pathologie) spricht sogar von fibromähnlichen Endotheliomen.

festzustellen. Nur so wird man Klarheit in die ganze Frage
bringen, nicht aber dadurch, dass man, anstatt sie zu vereinfachen,
die Verhältnisse noch complicirter gestaltet, indem man die Be-
nennung und Einteilung der Geschwülste hauptsächlich von
m o r p h o l o g i s c h e n Gesichtspunkten aus vornimmt, die Bezeichnung „Endotheliom" ganz streicht, und die hieher gehörigen
Geschwülste ein obdachloses Nomadenleben bald bei den Sarcomen, bald bei den Carcinomen führen lässt, wie dies neuerdings
Hansemann [1]) vorschlägt.

Dass die Endothelien als besonders modificierte Bindegewebszellen aufzufassen sind, als eine infolge ihrer Lage an den
Wänden durchströmter Gänge in eigentümlicher Weise gegenüber
den gewöhnlichen Elementen der Bindesubstanzen ausdifferenzierte
Zellart, wurde im vorigen Abschnitt des öfteren hervorgehoben;
es hat also an sich etwas durchaus Berechtigtes, wenn man den
von dieser Zellart gebildeten Geschwülsten einen Sonderplatz
bewilligt. Es hat auch nach dem bisher über die Endothelien
Gesagten durchaus nichts Befremdendes, dass die endothelialen
Tumoren bald sarcomähnlich, bald von carcinomatösem Aussehen
sind: tritt ja doch ein ähnliches Verhältnis auch bei der Entzündung hervor, wo, wie gezeigt wurde, je nach der Natur des
Irritamentes bezw. der Dauer von dessen Einwirkung bald eine
epithelähnliche Wucherung der Endothelzellen, bald eine Tendenz
zur Bildung spindliger, bindegewebiger Elemente an denselben
zu bemerken war. Schliesslich sprechen verschiedene Abweichungen im histologischen Verhalten, besonders die häufigen
hyalinen Degenerationen, das Auftreten von Schichtungskugeln,
von Glykogen etc. in Endotheliomen diesen Geschwülsten eine
gewisse Sonderstellung zu, und wenn man noch berücksichtigt,
dass auch das klinische Verhalten mannigfache Differenzen darbietet, so hat man im Hinweis auf all diese Momente wohl genug
Grund die endothelialen Tumoren unter einer besonderen Klasse
zusammenzufassen. Aber auch ganz aus rein p r a k t i s c h e n
Gründen ist es ratsam, die Bezeichnung „Endotheliom" vor-
läufig beizubehalten, bis sich mit der Vertiefung unserer Kennt-

---

[1]) *Hansemann*: Deutsche medicin. Wochenschr. 1896. Nr. 4.

S. a. Bericht über die Verhandlungen der Sektion für allg. Pathol. etc.
68. Versammlung der Ges. deutscher Naturforsch. u. Aerzte. Frankfurt a. M. 1896.

nisse über diese eigentümliche Geschwulstart vielleicht ein passenderer Name findet.

Wenn wir nun nach diesen kurzen Bemerkungen über die endothelialen Geschwülste zu der Bedeutung der Endothelzellen bei der s e c u n d ä r e n Geschwulstentwicklung uns wenden, so können wir diese Frage nicht mit Vorteil in Angriff nehmen, bevor nicht eine, wenn auch nur beiläufige Besprechung der sog. M e t a p l a s i e der Gewebe und Zellen erfolgt ist. Die Pathologen sind nämlich sich über die zulässige Ausdehnung dieses Begriffes durchaus nicht einig, besonders seit *Virchow* [1]) von der eigentlichen Metaplasie eine Reihe von Vorgängen getrennt hat, die er als „histologische Accomodation" deutet. Wenn wir uns der *Ziegler*'schen (Lehrb. S. 327) Definition der Metaplasie anschliessen, so verstehen wir darunter jenen Vorgang „durch welchen ein b e r e i t s a u s g e b i l d e t e s Gewebe ohne Vermittelung eines zellreichen Zwischenstadiums, d. h. eines Keimgewebes oder Bildungsgewebes i n e i n a n d e r e s G e w e b e übergeht" — und wir konstatieren nur eine Thatsache, wenn wir behaupten, dass die überwiegende Mehrzahl der Pathologen eine derartige Metaplasie für den ausdifferenzierten Organismus nur innerhalb bestimmter, nahe verwandter Gewebe zulässt.

So sagt z. B. *Klebs* [2]), dass Metaplasieen nur innerhalb der Grenzen stattfänden, die durch die „Sonderung der Keimblätter" gegeben würden, und macht noch obendrein die Einschränkung, dass nur der Mesoblast die Eigenschaft der Metaplasie „in höherem Masse" besitze; „innerhalb der archiblastischen Gewebe fänden sich höchstens Formveränderungen der epithelialen Elemente, welche sich unter dem Einfluss mechanischer Momente vollzögen".

Auch *Ziegler* (l. c.) meint, dass eine metaplastische Veränderung „nur bei Geweben vorkäme, die untereinander nahe verwandt seien, namentlich aber bei den B i n d e s u b s t a n z g e w e b e n; er lässt aber auch e p i t h e l i a l e Metaplasieen zu.

Lubarsch [3]) ist der gleichen Ansicht: „mit der spezifischen

---

[1]) *Virchow*: „Transformation and Descent". The Journal of Pathology etc. Mai 1892. S. 637.

[2]) *Klebs*: Die allg. Pathologie II. Jena 1889.

[3]) *Lubarsch* und *Ostertag*: Ergebnisse der allg. path. Morphol.

Ausbildung der Zellen sind Uebergänge nur in den engsten Grenzen und nur unter nahe verwandten Zellarten möglich". Diesen Ansichten gegenüber steht vor allem *Virchow*, der auch heute noch an seinen alten Anschauungen festhält, dass Bindesubstanz in Epithel sich umwandeln könne, und mit dieser Ansicht einen kleinen Teil seiner Schüler (so z. B. *Langerhans*) befreundet, und, wie aus den Sitzungsberichten des X. internationalen Kongresses zu Berlin 1890 hervorgeht, auch *v. Recklinghausen*, der hier umgekehrt für eine Metaplasie von Epithel in Bindesubstanz eintritt, indem er auf die Beteiligung der Lungenalveolen- und Glomerulusepithelien bei indurativen, bindegewebigen Prozessen hinweisst.

Die Thatsache, dass in so prinzipiell wichtigen Fragen eine derartige Meinungsverschiedenheit herrscht, hat *Hansemann* [1]) veranlasst, durch die Beobachtung der feineren Zell- bezw. Kernstructuren, insbesondere im Stadium der Mitose, eine Entscheidung zu versuchen, und ist er denn auch auf Grund umfangreicher Studien zu dem Resultat gelangt, dass die Specifität der Zellen im ausdifferenzierten Organismus eine völlig a b s o l u t e sei, indem jede einzelne Zellart ihre typische Mitosenbildung besitze und an dieser ohne Ausnahme festhalte; ja sogar die einzelnen Arten der Bindegewebssubstanzen haben ihre specifischen Mitosen, und es ist daher das Bindegewebe eines jeden Organes ein specifisches. Auf diese Weise hat *Hansemann* dem *Bard*'schen [2]) Satz: „omnis cellula e cellula eiusdem generis" eine anatomische Grundlage gegeben, und das Kapitel der Metaplasie aus der Lehre der allgemeinen Pathologie gestrichen. Alles, was bisher unter den Begriff einer echten Metaplasie gerechnet wurde, ist nach *Hansemann* lediglich eine Veränderung der Zellen, die sich auf Grund „äusserlicher lokaler Verhältnisse, durch momentane Veränderungen der Ernährung, durch Reize irgend welcher Art" entwickelt, ist also lediglich als infolge h i s t o l o g i s c h e r A c c o m m o d a t i o n hervorgegangen zu betrachten, oder mit anderen Worten: die Zellen s e h e n n u r a n d e r s a u s unter anderen äusseren Bedingungen, sind aber trotzdem d i e s e l b e n geblieben.

---

[1]) *Hansemann*: Studien über die Specifität, den Altruismus und die Anaplasie der Zellen. Berlin 1893.
[2]) *Bard*: Verhandlungen des X. internation. Congresses zu Berlin. 1890.

Dass diese Auffassung etwas Gezwungenes hat, wird jeder zugeben; es lassen sich aber auch manche Bedenken gegen dieselbe einwenden. Wenn z. B. bei der Glomerulonephritis productiva die massenhaft desquammierten Epithelzellen der Bowmann'schen Kapsel durch den Druck der blutdurchströmten Glomerulusschlingen in mehrfachen Schichten an die Wand der Kapsel gepresst werden und dabei wie Spindelzellenlager aussehen, so glaube ich auch, dass es richtig ist, anzunehmen, es handle sich hier lediglich um eine äusserliche Formveränderung, während der epitheliale Charakter dieser Zellen erhalten bleibe. Wenn sich aber aus Bindegewebe d i r e c t Knochen entwickelt, wie ich es z. B. besonders schön kürzlich in einem Fall von Fibrom des Oberschenkels, das durch einen jahre lang darüber hinwegziehenden Riemen starkem Druck ausgesetzt war, beobachten konnte, wenn sich hier echtes und rechtes Knochengewebe bildet mit Grundsubstanz, Knochenhöhlen und darin liegenden Knochenkörperchen, — dann hindert mich nichts, von einer m e t a p l a s t i s c h e n Umwandlung im v o l l s t e n S i n n des Wortes zu sprechen. Ebenso ist die zweifellos feststehende Thatsache der Umwandlung des Uterusepithels (*Zeller*[1]), *Küstner*[2]), *Piering*[3]), des Epithels der Nasenschleimhaut (*Schuchardt*[4]), der Gallenblase (*Ohloff*[5]), *Zenker*[6]), der Trachea (*Ohloff*) in Plattenepithel nichts anderes als eine echte Metaplasie unter epithelialen Abkömmlingen; dass unter diesen Verhältnissen aus einer Cylinder- bezw. Flimmerzelle wirklich nicht nur eine „platte oder abgeplattete Zelle", sondern ein den echten Plattenepithelien gleichwertiges Element wird, das beweisen nicht nur die vielfach beschriebenen Verhornungsprozesse an den metaplastisch veränderten Zellen, sondern auch die Thatsache, dass aus diesen Zellen krebsige Tumoren sich entwickeln können, die den Epidermiscarcinomen gleichen (*Ohloff, Piering, v. Limbeck*[7]). Ich anerkenne selbstverständlich die hohe Bedeutung, welche bei diesen Processen den veränderten äusseren Bedingungen zukommt; selbst-

[1]) *Zeller*: Zeitschr. f. Geburtshilfe. XI. 1885.
[2]) *Küstner*: Centralbl. f. Gyn. 1884.
[3]) *Piering*: Zeitschr. f. Heilkunde. VIII. 1887.
[4]) *Schuchardt*: Sammlung. klin. Vorträge Nr. 340. Leipzig 1889.
[5]) *Ohloff*: I.-Diss. Greifswald 1891.
[6]) *Zenker*: Deutsch. Arch. f. klin. Medizin XLIV. 1889. p. 159.
[7]) *v. Limbeck*: Prager med. Wochenschrift. 1886. Nr. 25.

verständlich ist es hier der Druck eines Riemens, dort der Insult,
den eine Canüle oder ein Gallenstein, ein andermal der Reiz,
der im Verlauf einer chronischen katarrhalischen Entzündung ein-
wirkt, auf Grund dessen der Uebergang einer Zellform in die andere
vor sich geht, und es ist durchaus berechtigt, hier von einer
histologischen Accommodation zu sprechen; jedoch ist diese histologische Accommodation nicht prinzipiell von der Metaplasie zu
trennen, man muss im Gegenteil das Verhältnis so ausdrücken,
dass sich im V e r l a u f bezw. auf dem Boden der h i s t o -
l o g i s c h e n A n p a s s u n g m e t a p l a s t i s c h e U m w a n d -
w a n d l u n g e n an den Zellen entwickeln k ö n n e n — aber
nicht unter allen Umständen entwickeln m ü s s e n. Das Gesetz
der Specifität der ausgebildeten Zellen und Gewebe, das *Hansemann* in so eingehender Weise näher begründet hat, erleidet
durch die Thatsache der Metaplasie keine wesentliche Einbusse:
nur innerhalb engster Grenzen kommen, wie auch wir betonen,
metaplastische Umwandlungen vor, niemals geht Epithel in
Bindesubstanz oder diese umgekehrt in jenes über, jedoch ist
kein Zweifel, dass sich die entwicklungsgeschichtliche Zusammengehörigkeit der Abkömmlinge d e s oder d e r B i n d e s u b s t a n z e n -
keime einerseits und der des Epithels andererseits, die auch im
ausdifferenzierten Körper noch deutlich hervortritt, gelegentlich
in Uebergängen nahe verwandter Formen documentiert. Ein
Beispiel, das vielleicht besser, wie irgend ein anderes geeignet
ist, die berührten Verhältnisse zu erläutern, sei zum Schlusse
angeführt: Gelegentlich der genauen histologischen Analyse
eines interessanten Falles von multipler Sclerose [1]) konnte ich
nemlich nachweisen, dass im Marklager des Gehirns innerhalb
der sclerotischen Herde Höhlen, bezw. kleine Cysten auftraten,
die einen durch Gliazellen gebildeten mehr weniger continuirlichen Belag von cubischen Elementen zeigten, und ich konnte
mir diesen Vorgang nicht anders erklären, als dass hier infolge
der entwicklungsgeschichtlichen Zusammengehörigkeit der Gliazellen mit den Epithelien des Centralkanals ein Wiederauf-
leuchten der einstmaligen Fähigkeit, Flächen nach Art des
Epithels zu überkleiden, an den Gliazellen hervortrat. Wir
haben in diesem Fall einmal gegeben die Veränderung der

---

1) A n m. Die Arbeit wird demnächst in Ziegler's Beiträgen erscheinen.

Situation in dem Auftreten von Hohlräumen im Marklager des Gehirns, dann die Anpassung an die veränderten histologischen Verhältnisse in der Tendenz der Gliazellen die entstandenen Hohlräume auszukleiden, und schliesslich gleichzeitig oder im Verlauf dieser histologischen Accommodation die metaplastische Umwandlung der Gliazellen in cubische Elemente, wobei diese Metaplasie die Grenze der entwicklungsgeschichtlichen Zusammengehörigkeit nicht nur nicht überschreitet, sondern besonders deutlich zeigt, dass das Gesetz der Specifität der einmal ausgebildeten Zellen nur in engem Rahmen Modificationen erleidet.

Wenn ich etwas länger, als es nötig erscheinen möchte, bei der Besprechung der Metaplasie mich aufgehalten habe, so geschah es wegen der grossen Bedeutung dieser Frage für die Geschwulstlehre. Wenn es nemlich Thatsache ist, wie ich mit der überwiegenden Mehrzahl der Autoren annehme, dass bei den verschiedenen metaplastischen Vorgängen n i e m a l s die Grenze zwischen Epithel und Bindesubstanz sich verwischt, so ist es von vornherein nicht wahrscheinlich, dass bei den G e s c h w ü l s t e n diese Schranke ohne Weiteres fällt: wird doch von allen Seiten hervorgehoben, dass im Grossen und Ganzen die Geschwülste bei ihrem Wachstum am physiologischen Typus festhalten, dass, wie *Rindfleisch* [1]) sagt, „jede Geschwulst im engeren Sinne des Wortes in den Vorgängen des n o r m a l e n Wachstums ihr natürliches Vorbild findet, dass bei aller Uebertreibung das Bestreben vorwaltet, den T y p u s d e r M u t t e r z e l l e n festzuhalten“, dass wir es nur mit einem „Zerrbild derjenigen Vorgänge zu thun haben, welche das n o r m a l e Wachstum vermitteln“. Es ist daher bemerkenswert, dass gerade von einigen der Pathologen, die die Grenzen für die Metaplasie unter den gewöhnlichen Verhältnissen besonders enge gesteckt haben, dass gerade von diesen für die G e s c h w ü l s t e eine metaplastische Umwandlung in weitestem Umfange zugegeben wird. *Klebs* [2]) sagt z. B., dass bei den Geschwülsten eine Gewebsmetaplasie stattfinde, „wie sie im normalen Gewebe gar nicht vorkomme“, und *Hansemann* [3]) er-

---

[1]) *Rindfleisch*: Elemente der Pathologie, 3. Aufl. 1896.
[2]) l. c.
[3]) l. c.

blickt gerade in dem D u r c h b r e c h e n des Gesetzes der Specifität der Zellen das Wesen der Geschwülste, insbesondere der
bösartigen. Während aber *Hansemann* seine „Anaplasie" nur für
das E n t s t e h e n der Geschwülste zur Erklärung heranzieht,
lässt *Klebs* die metaplastischen Vorgänge besonders bei der V e r -
b r e i t u n g der Geschwülste und ihrer Einwirkung auf das g e -
s u n d e G e w e b e eine grosse und entscheidende Rolle spielen.

Damit kommen wir auf den Kernpunkt unserer Abhandlung:
wie ist das secundäre Wachstum der Geschwülste zu erklären?
Sind es die praeexistierenden Geschwulstzellen allein, die das
normale Gewebe infiltrieren und eventuell zum Schwunde bringen,
oder beteiligen sich die gesunden Gewebszellen durch Umwandlung in Geschwulstelemente an dem „degenerativen Wachstums-
excess"!

Jeder weiss, wie allgemein man früher das B i n d e g e -
w e b e als Hauptmatrix der Geschwülste, auch für die Carcinome,
angesehen hat: unter dem Vorantritt von *Virchow* sind so früher
ziemlich alle Pathologen (*R. Maier, Rindfleisch, Förster, Wagner,
Perls, Birch-Hirschfeld*) die Verteidiger dieser Ansicht gewesen;
aus den Kernen der Capillaren liessen *O. Weber*[1], *Sick*[2], *Wagner*[3],
Vajda[4] und *Virchow*[5] Krebszellen entstehen, Entwicklung dieser
aus farblosen Blutkörperchen beschrieben *Classen*[6], *Loeper*[7], *Klebs*[8],
Schöbl[9] und *Wagner* (l. c.); aus dem Sarcolemm und den sog.
Muskelkörperchen leiteten *Wagner* (l. c.) und *Virchow* (l. c.) die
Bildung epithelialer Elemente ab, *Popper*[10] schildert die Ent-
wicklung von Krebszellen aus quergestreiften Muskelfasern, und
Liebmann[11] beschrieb einen Uterustumor, bei dem die glatten
Muskelzellen direct in Epithelzellen übergingen.

---

[1] *O. Weber:* Virch. Arch. Bd. 29.
[2] *Sick:* ibid. Bd. 31.
[3] *Wagner:* Handb. d. allg. Path. 6. Aufl. 1874.
[4] *Vajda:* Centralbl. f. d. med. Wiss. 1878. Nr. 25. p. 385.
[5] *Virchow:* Sein Arch. Bd. 14: s. a. Cellularpathologie.
[6] *Classen:* Virch. Arch. 50 Bd.
[7] *Loeper:* I.-Diss. Würzburg 1856.
[8] *Klebs:* Lehrb. d. path. Anat.
[9] *Schöbl:* Deutsche med. Wochenschr. 1886. Nr. 50.
[10] *Popper:* Medizin. Jahrb. 1865. II. S. 37.
[11] *Liebmann:* Virch. Arch. Bd. 127. 1889. p. 82.

Auch nach dem Bekanntwerden der *Thiersch-Waldeyer*'schen
Theorie über die Entwicklung der Carcinome hielten viele
Forscher bedingt oder unbedingt an der alten Lehre fest; so
findet sich z. B. in dem Lehrbuch der allgemeinen chirurgischen
Pathologie und Therapie, 14. Aufl., 1889 von *Billroth* und *Winiwarter* der Ausspruch, dass, „wenn auch im allgemeinen die
primäre Entwicklung der Carcinome an Organe mit epithelialer
Matrix gebunden zu sein schiene, sich doch andererseits Carcinomzellen aus Elementen des Bindegewebes, der glatten und quergestreiften Muskelfasern und der Gefässwandungen entwickeln
könnten; in directem Widerspruch mit den Ergebnissen der
anatomischen Studien aber stehe es, **dass** die Entwicklung der
secundären Krebsherde einzig und allein auf das Wachstum ver-
schleppter Zellen zurückgeführt werde; man müsse annehmen,
dass z. B. die Elemente des Lymphdrüsengewebes Carcinomzellen zu bilden imstande seien". Auch *Klebs*[1]) ist der Ansicht
treu geblieben, dass das „vorhandene Gewebe bei der Metastase
nicht blos verdrängt werde, sondern in die Geschwulstbildung
aufgehe"; „die Geschwulstzellen schicken nicht nur ihre junge
Brut in das Gewebe hinein, sondern erregen auch eine ihnen
homologe Entwicklung innerhalb desselben" — es findet also
eine Art Infection des normalen Gewebes statt.

Wie haben sich die Anschauungen geändert! wie anders
betrachten wir in unseren Tagen, wo das Gesetz der Specifität
der Zellen immer festeren Fuss fasst und neue Anhänger gewinnt, die fraglichen pathologischen Ereignisse! Jetzt sind wohl
die meisten Pathologen[2]) der Ansicht, dass sich die secundären Geschwülste einzig und allein aus den eingeschleppten Keimen
entwickeln, während die von ihnen befallenen normalen Gewebe
„um so eher und in um so ausgedehnterer Weise einer regressiven Metamorphose oder Atrophie anheimfallen, je stärker sie
differenziert sind, so dass in der That die specifischen Gewebszellen in der Nachbarschaft von Carcinomen niemals progressive
Veränderungen zeigen, sondern entweder sich passiv verhalten
oder irgend einer regressiven Metamorphose anheimfallen, während
alle Stützsubstanz in Wucherung gerät" (*Lubarsch* l. c. S. 510).

---

[1]) *Klebs*: Allg. Pathologie. Jena 1889.

[2]) Siehe die Darstellung in *Lubarsch* und *Ostertag*'s Ergebnissen der allg.
pathol. Morphologie.

Am eifrigsten verficht wohl *Ribbert*[1]) die neue Lehre, der das
so oft empfohlene Verfahren, die Ränder der Geschwulstherde
zu untersuchen, als völlig ungeeignet zur Entscheidung der
Histogenese der Geschwülste verwirft.

Man würde aber irren, wenn man glaubte, dass die Stimme
der Gegner dieser Ansicht so schwach sei, dass man sie über-
hören dürfte. Steht doch, wie kurz erwähnt, selbst *Virchow* an
der Spitze des anderen Lagers, und hat doch sein Schüler
Langerhans[2]) erst in diesem Jahre einen Grundriss der pathologischen Anatomie herausgegeben, in dem er ohne Einschränkung
an den alten vier Geschwulststadien — Irritation, Granulation,
Differenzierung und Florescenz — festhält, und speciell über die
Verbreitung der Geschwülste sagt, dass „sowohl Zellen als Saft
die Träger des Infektionsstoffes sein könnten, und dass durch
diese, resp. durch einen von beiden, die an Ort und Stelle befindlichen Zellen, w i e d u r c h d e n S a m e n d a s E i, patho-
logisch befruchtet und zur Proliferation angeregt würden".

Entschieden ist also der Streit noch nicht! Ja, es gibt
eine Zellart, von der eine Reihe selbst derjenigen Autoren, die
für die moderne Auffassung der Geschwulstentwicklung Sym-
pathie zeigen, noch nicht mit Bestimmtheit behaupten will, dass
sie bei der Verbreitung der Geschwülste, besonders der Carcinome,
mit der Entstehung neuer krebsiger Herde in gar keiner Beziehung stehe — nemlich die E n d o t h e l i e n: Dass dem so ist,
entnehme ich einer Aeusserung *v. Rindfleisch*'s[3]), die dahin lautet,
dass es „u n e n t s c h i e d e n sei, „ob dem Endothelium der
Lymphgefässe eine besonders wichtige Rolle beim Geschwulstwachstum zukomme".

Dass die Endothelzellen sich so viel länger als die übrigen
Elemente des „intermediären Ernährungsapparates" in dem Ver-
dachte gehalten haben bezw. noch halten, sie möchten bei dem
Wachstum der Geschwülste und besonders der Carcinome eine
den Zellen dieser homologe Umwandlung erfahren, liegt wohl
zum Teil daran, dass Einige im Anschluss an die eingangs erwähnten entwicklungsgeschichtlichen Momente einen mehr e p i-
t h e l i a l e n Charakter für das Endothelium κατ᾽ ἐξοχὴν annehmen,

---

[1]) *Ribbert*: Das patholog. Wachstum der Gewebe etc. Bonn 1896.
[2]) *Langerhans*: Grundriss der pathol. Anatomie. Berlin 1896.
[3]) *Rindfleisch*: Elemente der Pathologie. 3. Aufl. 1896. S. 45.

und daher in der Metaplasie von Endothelzellen in epitheliale Krebszellen nichts so Ungeheuerliches erblicken, als in einer ähnlichen Umwandlung von echten Bindegewebszellen. Zum anderen Teil aber ist der Grund für die Sonderstellung der Endothelien in der Frage der metastatischen Geschwulstentwicklung darin zu suchen, dass zweifellos eine, oft recht bedeutende active Beteiligung der Endothelien bei der Geschwulstmetastase vorhanden und zu beobachten ist, von der es allerdings erst in jedem Fall genauestens zu entscheiden wäre, ob man sie im Sinne einer Umwandlung in echte Geschwulstelemente deuten kann und darf: denn wenn die Endothelien bei der Krebsmetastase wuchern, so ist damit noch kein Beweis erbracht, dass das Produkt der Wucherung K r e b s z e l l e n sind!

Von ähnlichen Gedanken ging ich aus, als ich mich an das Studium der fraglichen Verhältnisse machte: seit zwei Jahren untersuche ich fast jede mir unter die Hände kommende Geschwulst auf den Anteil, der den Endothelien zuzusprechen sei, und nachdem ich anfangs lediglich C a r c i n o m e studierte, habe ich später auch S a r c o m e auf die bezüglichen Fragen geprüft; dass das Material ein äusserst reichliches war, habe ich zu Anfang bereits mir zu erwähnen erlaubt[1]).

Wenden wir uns zuerst zu den C a r c i n o m e n.

Hier sind es begreiflicherweise die L y m p h g e f ä s s - und L y m p h d r ü s e n e n d o t h e l i e n, von denen eine Metaplasie in Carcinomzellen behauptet wurde. Ein kurzer Ausblick in die diesbezügliche Literatur sei vor der Wiedergabe der eigenen Befunde erlaubt!

Ausser den vorhin schon angeführten Vertretern der alten *Virchow*'schen Ansicht hat besonders *Gussenbauer*[2]) eine Beteiligung der Endothelien sowohl der Blut- als der Lymphgefässe an der Krebsentwicklung durch sorgfältige Studien nachzuweisen versucht; in den Lymphdrüsen entwickeln sich nach ihm die Krebszellen aus den Gerüstzellen der Ampullen und Markschläuche, und auch aus Lymphkörperchen; ausserdem nimmt, nebenbei

---

[1]) E n d o t h e l i o m e standen mir allerdings nur wenige zur Verfügung, insbesondere habe ich richtige m e t a s t a t i s c h e, endotheliomatöse Tumoren nicht untersuchen können. Jedoch habe ich es für einen am Schluss anzuführenden Fall wahrscheinlich gemacht, dass es sich um multiple Metastasen eines Endothelioms handeln möchte.

[2]) *Gussenbauer*: Langenbeck's Archiv. Bd. 14. 1872.

gesagt, *Gussenbauer* auch eine Beteiligung der Adventitia- und Mediazellen, der glatten Muskelfasern und der Bindegewebskörperchen an.

v. Rindfleisch beschrieb in seiner pathologischen Gewebelehre (5. Auflage 1878) die Umwandlung der Endothelzellen des Reticulum der Lymphdrüsen in Carcinomelemente; „diese vergrössern sich, ihre Anastomosen verbreitern sich, und es resultiert eine Anordnung, wie sie an ein Leberzellenbalkennetz erinnert."

v. Recklinghausen [1]), der durch die Erfindung der Versilberungsmethode (1862) die deutliche Darstellung der Endothelien, bzw. ihrer Zellgrenzen ermöglichte, fand in einer krebsigen Orbitalgeschwulst Krebszapfen, die sehr an die kolbig angeschwollenen Wurzeln der Lymphgefässe erinnerten, die Zellen seien teils aus den Saftkanälchen des Bindegewebes in die Lymphgefässe hineingewuchert, teils durch Zellvermehrung des Endothels der Lymphgefässe entstanden."

v. Recklingshausen's Schüler *Köster* [2]) ging schliesslich, nachdem er vorher ein von den Lymphgefässendothelien ausgegangenes „Cancroid mit hyaliner Degeneration" beschrieben hatte, bekanntlich so weit, dass er alle Krebse durch eine Wucherung der Lymphgefässendothelien entstehen liess; auch er benützte bei seinen Untersuchungen ausgiebig die Silbermethode, und konnte dabei als Beweis der allmähligen Umwandlung der Endothelien in Krebszellen eine fortschreitende Verkleinerung und Vermehrung der durch die versilberten Zellgrenzen umschlossenen polygonalen Felder an den Lymphgefässen auffinden.

Für die sog. Blumenkohlgewächse des Uterushalses nahmen *Buhl* und *Nobiling* [3]) eine secundäre Beteiligung der Lymphgefässendothelien an und *Vogel*[4]) behauptet dies für die Nierenmetastasen eines von ihm beobachteten Pankreascarcinoms; unverändertes Endothel sah er dabei nur einmal; meist war dasselbe abgestossen, es fanden sich doppelte Schichtungen von Endothel und allerlei Proliferationsvorgänge; die Endothelzellen erschienen dann von der Kante gesehen dicker, im Flächendurchmesser verkürzt,

---

[1]) *v. Recklingshausen*: Archiv f. Ophthalmologie. X. Bd. Abt. II. p. 71.

[2]) *Köster*: Virch. Archiv, Bd. 40, S. 468 und: Die Entwicklung der Carcinome und Sarcome. Würzburg 1869.

[3]) *Buhl* und *Nobiling*: Bayr. ärztliches Intelligenzblatt. 1869. Nr. 48.

[4]) *Vogel*: Virch. Arch. Bd. 125.

polyedrisch; die Kerne derselben wurden grösser und von stärkerer Tingierbarkeit. abgestossene grosse Zellen mit doppelten Kernen deuteten auf einen activen Prozess auch in den losgelösten Elementen hin; bei weiteren Wucherungen endlich nehmen die Zellen die unregelmässig polyedrische Gestalt der Krebszellen an und fügen sich „mosaikartig" aneinander; alle Uebergänge finden sich dabei. Während in der Mitte des Lumens die carcinomatöse Umwandlung am deutlichsten ausgesprochen ist, nehmen die Zellen nach der Peripherie zu an Grösse ab, und legen sich mit geradlinigen Contouren aneinander. Alle diese Vorgänge sind hauptsächlich an Lymphgefässen zu beobachten, in die nur wenig Krebspartikel gelangt sind. *Vogel* lässt es offen, ob die so zu Krebszellen gewordenen Endothelien dieselben „krebsigen Eigenschaften" haben, wie die primären Krebselemente, dagegen wird auf der anderen Seite wieder constatiert, dass sich die Processe, welche sich infolge der Krebsinvasion an den Endothelien der Lymphgefässe abspielen, ausschliesslich an die sessilen Elemente halten und „eminent activer" Natur sind. Aehnliche Verhältnisse beobachtete *Vogel* in den Lebermetastasen des von ihm beschriebenen Carcinoms an den Lymphgefässen der Gallengänge.

Rajewsky[1]) beschrieb die Umwandlung der Lymphgefässendothelien und der Serosaendothelzellen des Zwerchfelles bei secundärem Krebs der Leber in cylindrische Carcinomelemente: durch die Stomata gelangen die Geschwulstkörper in die Lymphspalten und -gefässe; die Endothelien reagieren mit Kernwucherung, Proliferation etc., und zwar verändern sie sich a l l e i n, und auf w e i t e S t r e c k e n hin g l e i c h z e i t i g, während an den Bindegewebskörperchen der Umgebung keine Veränderung statthat: hauptsächlich waren die „flaschenförmigen Ausbuchtungen" der Lymphgefässe der Sitz einer deutlich nachweisbaren Differenzierung des Endothels zu Cylinderepithelien. Aehnliches fand *Rajewsky* bei C o l l o i d krebs und bei Hautcarcinom. *Hoggan*[2]) ferner beschreibt bei einem metastatischen Krebs, der sich von einer pigmentierten Warze der Brust entwickelte, eine Metaplasie der Endothelien der Lymphdrüsen (sowie der Stütz- und Lymphzellen) in Krebszellen, wobei die ersteren in ihrem Protoplasma

---

[1]) *Rajewski*: Virch. Archiv. 66. Bd.

[2]) *Hoggan*: Arch. de la physiol. normale et pathol. VII. 2. ser.

anschwellen, dieses durchsichtiger wird, die Kerne sich vergrössern, sich teilen, und zwei- und mehrkernige Formen entstehen.

Aus der neueren und neuesten Zeit finde ich eine Angabe von *Landerer* [1]), welcher behauptet (S. 150) dass „b e k a n n t l i c h beim Einbruch maligner Geschwülste in die Lymphgefässe deren Endothelien in Wucherung geraten" könnten; dabei komme es „unter dem Einfluss der Infection" zu einer „directen Umwandlung der Endothelzellen in epitheliale Zellen"; und weiter sagt er, dass „das so entstehende Geschwulstproduct Züge und Streifen epithelialer Zellen seien, die dem Verlauf der Lymphbahnen folgend in der Continuität fortwüchsen." *Landerer* nimmt denn auch für die von ihm beschriebenen Metastasen carcinomatöser Ovarialcysten eine solche krebsige Umwandlung der Endothelien an; er findet sowohl mit Endothel bekleidete, von Krebszellen occupierte Lymphspalten und -gefässe, als auch endothellose Krebsalveolen, und vermutet in dem einen Fall eine „mehr passive", in dem andern eine „mehr active" Beteiligung an dem Geschwulstprozess.

Schliesslich hat erst kürzlich auf der deutschen Naturforscherversammlung zu Frankfurt [2]) *Klein* einen Vortag gehalten, in welchem er unter der Bezeichnung „endotheliale Metastasen des Carcinoms" jene Form der secundären Krebsentwicklung zusammenfasste, bei der nicht eine V e r s c h l e p p u n g von Krebszellen auf dem Weg der Lymphbahnen statthabe, sondern eine Bildung von Krebssträngen und -zügen durch W u c h e r u n g der L y m p h g e f ä s s e n d o t h e l i e n entstehe.

Die eben angeführten Beispiele dürften wohl genügen, um darzuthun, dass bis auf den heutigen Tag eine Einigung in der besprochenen Frage nicht erzielt ist, und dass es sich der Mühe verlohnte, den diesbezüglichen Verhältnissen mit besonderer Aufmerksamkeit nachzugehen.

Ich konnte an den Endothelien der Lymphbahnen, der Lymphspalten sowohl, als der Lymphgefässe, bei carcinomatöser Invasion folgende Erscheinungen beobachten :

[1]) *Landerer*: Zeitschrift f. Geburtshilfe u. Gynäkol. Bd. XXXI. 1895. S. 123.

[2]) S. Centralbl. f. allgem. Pathol. u. patholog. Anatomie. VII. Nr. 20. S. 858.

Erstens: Es findet sich das Endothelium
ohne Veränderung. Hauptsächlich sind es Hautkrebse oder
besser gesagt, die verhornenden Epithelcarcinome im allgemeinen,
bei denen sich die Endothelien also verhalten; freilich dürfen die
Geschwülste nicht ulceriert sein, bezw. darf eine intensive secundäre Entzündung in denselben nicht Platz gegriffen haben; dann
nehmen auch die Endothelzellen an der sich etablierenden Gewebs-
wucherung teil. Auch die meisten Mammakrebse bieten die Endothelien meist völlig erhalten dar, besonders diejenigen, bei denen
auch das Stroma zellarm und ohne erhebliche Proliferation ist,
z. B. beim Carcinoma simplex und scirrhosum. Wahrscheinlich
ist in diesen Krebsen mit dem Abschluss der Stromaentwicklung
auch das Endothelium zur Ruhe gekommen; man sieht es in
diesen Fällen in Form von ganz schmalen, im Durchschnitt
spindligen, dunkel tingierten Kernen der Wand anliegen, so dass
die Aehnlichkeit mit den gewöhnlichen ruhenden Bindegewebszellen eine sehr grosse ist. Die oft angeführte Thatsache, die
von Vielen zum Beweis der innigen Beziehung des Endothels zu
der Entwicklung neuer Carcinommassen angeführt wird — dass
nemlich an der Peripherie der durch die schrumpfende Wirkung
des Alkohols sich vom Stroma retrahierenden Krebsnester sich
die mitabgelösten Endothelzellen befänden, konnte ich an Präparaten von der eben beschriebenen Kategorie nur äusserst selten
bestätigen: wo das Endothel ohne alle Veränderung sich findet,
da bleibt es auch gewöhnlich mit dem Bindegewebe in Verbindung und die Krebsmasse retrahiert sich allein.

Zweitens: Das Endothelium gerät in mässige
Wucherung. Proliferationserscheinungen am Endothel sieht
man ganz im allgemeinen mehr bei der Verbreitung von
Krebsen, die aus drüsigen Organen hervorgegangen sind; besondere Beziehungen dieses Verhältnisses zu den einzelnen Arten der
Drüsencarcinome konnte ich nicht herausfinden, jedenfalls musste es
aber auffallen, dass die Krebse der Mamma sich mehr wie diejenigen der Haut verhielten. Vielleicht ist dies aber dadurch
zu erklären, dass ich weit mehr derbe Brustdrüsencarcinome
zur Untersuchung bekam, als medulläre; denn das muss ich gleich
hier anführen, dass zum Zerfall neigende, weiche Krebse das
Endothelium ganz besonders irritieren, wenn auch nur im Sinne
einer hinfälligen Leistung desselben.

Was die unter dieser zweiten Gruppe zu beschreibenden mässigen Wucherungserscheinungen am Endothel betrifft, so sei gleich von vorneherein bemerkt, dass sie in einem Teil der früher beschriebenen e n t z ü n d l i c h e n Veränderungen der Endothelien ihr Vorbild haben. Man sieht dabei, hier wie dort, die fraglichen Zellen bald in einer die Norm übersteigenden Anzahl die Wände auskleiden, und sie dabei noch Form und Ansehen gewöhnlicher Endothelien beibehalten, bald sieht man sie leicht und stärker geschwellt, ihre Kerne bläschenförmig und durchsichtiger werden, und nicht selten von ihrer Unterlage ablösen. Das Letztere ist besonders dann der Fall, wenn in älteren Krebsherden es durch Stauung zu einer beträchtlichen Erweiterung der Lymphräume kommt, oder wenn in die vorher bereits dilatierten Lymphgefässe Krebsmassen eindringen. Auch in der weiteren U m g e b u n g von Carcinomen, trifft man, wiederum besonders häufig bei weicheren, zum Zerfall neigenden Tumoren, eine Erweiterung der Lymphräume, deren Wandbelag sich in jenem Zustand der Proliferation befindet, den wir früher mit der Bezeichnung eines endothelialen Katarrhs belegten. Solche Lymphräume zeigen denn auch nicht selten zum Beweis der stattfindenden entzündlichen Alteration in ihrem Lumen nicht nur körnige Zerfallsmassen, verfettende Leukocyten u. s. w., sondern auch richtige Fibrinnetze, wobei angeführt werden mag, dass Bilder häufig sind, wo die fibrinösen Fäserchen ganz besondere Beziehungen zu der Wand der Lymphwege dadurch an den Tag legen, dass sie von gewissen Punkten derselben auszustrahlen scheinen. Es ist bei alledem festzuhalten, dass man die proliferierten und desquamierten Endothelien unter den besprochenen Umständen immer deutlich und leicht von den Krebszellen unterscheiden kann: die letzteren sind bedeutend grösser, haben chromatinreichere, unregelmässigere Kerne und ein reichliches, gut färbbares Protoplasma, und sind durch die intensive Tinction der Kerne sofort als die eigentlichen Geschwulstelemente zu erkennen; die Endothelzellen dagegen sind meist bedeutend kleiner, schwächer gefärbt, von der bekannten platten Gestalt und stellen, wenn sie abgestossen sind, blasse Schüppchen dar mit meist geschrumpften Kerngebilden: eine Verwechslung ist also nicht möglich. Schwieriger jedoch gestalten sich die Verhältnisse, wenn die Reizung des Endotheliums durch die Geschwulstzellen ein weniger hinfälliges, lebensfähigeres Product zu Tage fördert. Diese Veränderungen werden besser in einer eigenen Rubrik abgehandelt.

Drittens: Wucherungen der Endothelien stärkeren Grades. In selteneren Fällen produciert das Endothel ein- und mehrschichtige Reihen rundlich ovaler bis cubischer Elemente von epithelähnlichem Aussehen; ich habe einmal bei Gallertkrebsmetastasen in der Lunge und mehrere Male bei secundären Herztumoren [1] solche Beobachtungen an den Lymphgefässen machen können; ein Fall, bei dem in den Metastasen des Herzens, der Halsdrüsen und des Peritoneums eine derartige überaus reichliche endotheliale Proliferation stattfand, soll wegen des äusserst interessanten histologischen Bildes am Schluss dieses Capitels etwas eingehendere Behandlung erfahren. In den erwähnten Fällen sprosst von der Wand der Lymphräume eine Zellenbrut hervor von demselben Charakter, wie sie gelegentlich der Beschreibung chronisch entzündlicher Veränderungen am Lymph-, seltner am Blutgefässendothel früher beschrieben worden ist. Cubische, rundlich-ovale, oder sogar leicht cylindrische Zellen mit bläschenförmigem Kern, mässig reichlicher Protoplasmamasse, daher also von epithelähnlichem Habitus, überziehen die Wand des lymphatischen Raumes oder erheben sich in mehrfacher Uebereinanderlagerung gegen das Lumen desselben. Es fällt aber an dieser endothelialen Proliferation sofort die Regelmässigkeit des Produkts bezw. die Gleichartigkeit des gelieferten Zellmateriales auf. Schon dadurch ist ein nicht zu übersehender Unterschied gegenüber den eigentlichen Krebszellen gegeben: während an

---

[1] Anmerkung: Voriges Jahr bearbeitete im hiesigen Institut *Stoianoff* (Ueber Carcinoma cordis. In.-Diss. Würzburg 1895.) einen solchen Fall von „Carcinoma cordis" nach primärem Parotiskrebs: der Tumor des Herzens hatte an vielen Stellen einen fast endotheliomartigen Bau; neben zweifellosen metastatischen Krebsnestern zeigte „die grösste Masse des Tumors" eine weitgreifende Infiltration der Muskelsubstanz, welche mit einer kleinzelligen Wucherung beginnt, und dann in eine Ausfüllung aller vorhandener Spalträume mit mittelgrossen Zellen übergeht. Hie und da sieht man einzelne grössere Zellen, die wie versprengte Krebszellen aussehen, die übrigen Zellen aber sind erheblich kleiner und erinnern an die Zellenform der Endotheliome". Der Verfasser meint, dass man angesichts solcher Bilder zu der Vorstellung einer „endothelialen Reizung der wegführenden Lymphgefässe und Lymphspalten" durch die eingeschleppten Krebszellen gelangen müsse.

diesen der grösste Wechsel der Formen, die verschiedenartigste
Beschaffenheit der Kerne, die buntesten Bilder an den chroma-
tischen Substanzen hervortreten, gleicht von den gewucherten
Endothelien fast jede einzige der anderen, und wenn auch mannigfache Grössenunterschiede vorkommen, so wird der Umfang der
meisten Carcinomzellen doch nicht erreicht, und die etwas chro-
matinärmeren, fein und regelmässig granulierten Kerne mit den
zarten Kernkörperchen machen in ihrer gleichmässig runden bis
rundlich-ovalen Form durchaus einen, wenn ich so sagen darf,
gutartigen Eindruck gegenüber den polymorphen Krebszellen.
(s. Figur 7.) Schliesslich sind auch die mitotischen Vorgänge an den Endothelzellen von grosser Regelmässigkeit, die
Figuren kleiner und zarter gegenüber den oft sehr mächtigen,
plumpen, und allerlei Pathologisches aufweisenden Mitosen der
Carcinomkerne. Es gelingt also, wie wir glauben, in der Regel,
die beiden Zellarten von einander mit Hilfe der angegebenen
Merkmale zu unterscheiden, und es liegt kein Grund vor, von
einem direkten Uebergang der proliferierten Endothelzellen in
Geschwulstkeime zu sprechen, um so weniger, als wir bereits
gesehen haben, dass bei Entzündungen ähnliche endotheliale
Wucherungen vorkommen.

Viertens: Die wuchernden Endothelien beteiligen sich an der Bindegewebsneubildung! Dieser
Vorgang ist ziemlich häufig zu beobachten, und besonders
dann. wenn man Krebse zur Untersuchung bekommt, bei
denen die Entwicklung des Stroma's so zu sagen in flagranti
überrascht werden kann, bei denen das Stadium der „kleinzelligen Infiltration" entweder gar nicht vorhanden, oder bereits
vorüber ist, und im Bindegewebe das reichliche Auftreten von
Bildungszellen auf einen üppigen produktiven Prozess hinweist.
Hier sieht man — und ich konnte es besonders schön an secundären Lymphgefässkrebsen der Leber und Lunge beobachten —
dass nicht epithelähnliche cubische oder rundliche
Zellen von der Wand der Lymphgefässe ausgehen, sondern dass
mehr spindelförmige, dunkel tingierte Kerne aufweisende Elemente, die Bindegewebskörperchen recht ähnlich sehen, sich in
grösseren Mengen teils den Wandungen, teils den Krebsmassen
auflagern, teils — und das ist besonders wichtig — sich zwischen
die Krebszellen hineinerstrecken. Wenn sich in solchen Fällen

die Carcinommasse durch Alkoholschrumpfung von dem Stroma
loslösst, dann sieht man allerdings auch die Endothelien in Verbindung mit den Krebskörpern, dann liegen sie oft in mehreren
Schichten denselben auf, und man kann ihre Abkömmlinge da
und dort zwischen den Krebszellen erblicken. Ein ganz besonders
klares Bild erhielt ich gelegentlich der Beobachtung eines direkt
unter der Intima einer Vene sitzenden metastatischen Krebs-
herdchens bei sekundärem Lymphgefässkrebs der Lunge (s. Fig. 8.);
hier kam es zu einer sehr deutlichen Vermehrung der Intimazellen und zur Einwucherung derselben zwischen die Krebsmassen.

Man darf diese, von den Endothelien ausgehende bindegewebige Production nicht verwechseln mit jener feinsten
Sprossenbildung, die nicht selten vom Bindegewebe ausgeht, und
die Carcinomnester durchziehende Züge von Spindelzellen liefert
— ein Vorgang, bei dem meist die Endothelien von der feinen
Bindegewebssprosse vorgestülpt und mitgenommen werden; in
den Fällen, wo das Endothel allein sich zur Wanderung
zwischen die Krebsmassen anschickt, sieht man diese oder jene
Endothelzelle zuerst an einer Stelle einen zitzenartigen Fortsatz
treiben, der sich nach den Carcinomzellen zu und zwischen
dieselben hinein erstreckt; dabei ist der der Wandung zugekehrte
Teil der Endothelzelle noch mit derselben fest verbunden, und
es erscheint in diesem Stadium das Endothelium pyramiden-
förmig gestaltet mit nach der Wandung zu gerichteter Basis.
Dass es sich hier nicht um eine, lediglich durch seitliche Com-
pression oder sonst welche mechanischen Momente bedingte
Difformität des Endothels handelt, sondern um ein actives
Vordringen der betreffenden Zellen, dafür kann man durch die
Betrachtung vieler Stellen und vieler Präparate den Beweis
damit bringen, dass sich an das beschriebene Stadium ein Los-
lösen der Endothelzelle von ihrem Boden anschliesst, dass sie
dann tiefer im Körper des Krebsnestes angetroffen wird, und
dass an der Stelle ihres Ausgangsortes bereits wieder eine neue
Zelle erscheint, die denselben Weg geht; so resultiert schliesslich
das Bild, dass sich von dieser Stelle der Wand des Lymphraumes ein schmaler Zug von spindligen, oder — durch den
Druck der sich drängenden Epithelzellen — vielfach in ihrer
Gestalt modifizierten Zellen mit dunkel tingiertem Kern erhebt,

und sich zwischen den Carcinommassen einen oft in Windungen verlaufenden Weg sucht.

Was die Endothelien der L y m p h d r ü s e n bei der Krebsmetastase anlangt, so habe ich an ihnen zu allermeist die sub 1. und 2. beschriebenen Beobachtungen machen können. Oft findet man sie unverändert oder nur leicht geschwellt, ebenso häufig aber tritt eine Proliferation ein, die ein aus epitheloiden Zellen zusammengesetztes Material liefert; man kann an ausgeschüttelten Präparaten in solchen Fällen an dem Reticulumbälkchen die geschwellten Endothelzellen in reichlicher Menge teils noch völlig angelagert, teils zum grössten Teil losgelöst und nur noch mit einem stielförmigen Fortsatz sich dem Verlauf des Bälkchens anschliessend, treffen. Genügende Unterscheidungsmerkmale lassen sie von den eingewanderten Krebszellen auseinander halten. Ohne Zweifel handelt es sich in diesen Fällen wiederum um eine entzündliche Reizung, um einen sog. endothelialen Katarrh, im Verlauf dessen reichlich Endothelzellen abgestossen werden. Ueber das weitere Schicksal der also desquammierten Endothelien konnte ich keinen Aufschluss gewinnen; ich denke mir, dass sie wohl in den meisten Fällen dem Untergang geweiht sind. Aber auf ein eigentümliches Verhältnis möchte ich doch aufmerksam machen, das zwischen der endothelialen Abschuppung und der Lagerung der Krebsmassen besteht. Man kann nemlich, so zu sagen regelmässig, — nicht nur in Lymphdrüsen, sondern auch in den Lymphgefässen und -spalten — beobachten, dass da, wo das Endothelium erhalten ist und die Wand des Lymphraumes continuirlich austapeziert, die Krebszellen meist in buntem Durcheinander angeordnet sind und besonders leicht unter der schrumpfenden Alkoholwirkung sich von der Wand zurückziehen, einen in sich geschlossenen Körper im Lumen des Lymphgefässes darstellend; wo aber die Endothelien fehlen, da scheint es zu einer festeren Ansiedelung der Carcinomkeime zu kommen und hier tritt besonders deutlich die dem Epithel ab ovo immanente Tendenz, Flächen zu überkleiden, hervor, so dass an diesen Stellen der „Drüsentypus" vollkommener erreicht wird, als wie im erstgenannten Fall. Es scheint also das „entblösste" Bindegewebe eine geeignetere Ansiedelungsstätte für das wandernde und wuchernde carcinöse Epithel zu sein, als das endothelbekleidete; auf diese Weise vermag ich mir — wenigstens zum Teil — das eigentümliche

Bild zu erklären, das in manchen Krebsen drüsenähnlichgebaute Krebsherde und regellos angeordnete carcinomatöse Zellenhaufen nebeneinander darbietet; freilich wird andernteils das mechanische Moment für diese Erscheinung nicht unterschätzt werden dürfen; je üppiger das Carcinom wuchert, desto weniger Zeit und Raum wird zu einer regelmässigen Gruppierung der produzierten Zellmassen gegeben sein.

Das Endothelium der serösen Häute zeigt ebenfalls die verschiedensten Veränderungen bei secundärer Krebsentwicklung. Bald verhält es sich reactionslos, bezw. es stösst sich der Zellbelag der Serosa einfach ab, ohne Wucherungserscheinungen zu zeigen: dies geschieht besonders dann, wenn in den Lymphgefässen der Subserosa befindliche Carcinommassen nach der Serosa hin vordringen oder durchbrechen; bald ist es in erheblicher Weise durch Schwellung, Kernvermehrung und nicht selten sogar sehr reichliche Proliferation an dem ganzen Prozess beteiligt; diese Wucherungsvorgänge treten hauptsächlich dann hervor, wenn die Krebskeime das Endothelium von aussen her treffen, also bei intraperitonealen Verschleppungen von Carcinomzellen: dass für die Tuberculose der serösen Häute ein ähnliches Verhältnis nachgewiesen werden konnte, daran darf hier wohl kurz erinnert werden. Am besten kann man die beregten Zustände am Endothel durch die Betrachtung frischer Netzstückchen sich vor Augen führen. Hier sieht man erst die Belegzellen der Netzbälkchen um den Kern herum in ihrem Protoplasma anschwellen, auch die Kerne werden grösser und jene buckelförmige Auftreibung bezw. Hervorwölbung, die nun schon öfter geschildert wurde, tritt an dem Reticulum hervor. Es folgt dann eine Ablösung der oft mächtig vergrösserten Zellen, die sich dann den Krebskeimen beimischen; besser an gefärbten, als an ungefärbten Präparaten lassen sich die früher angeführten Merkmale nachweisen, mit Hilfe deren eine Unterscheidung der proliferierten Endothelien von den Carcinomzellen möglich ist. Ich gestehe gerne zu, dass die Versuchung, an eine Umwandlung der Endothelien in Krebszellen zu denken, gerade beim Betrachten solcher gut geratener Netzpräparate eine sehr grosse ist. Herrn Hofrat v. *Rindfleisch* verdanke ich zwei derartige Objekte, die sehr eclatant die beregte endotheliale Proliferation zeigen und manch Einen veranlassen könnten, eine krebsige Metamorphose des Endotheliums anzunehmen. Man muss aber nach verschiedenen

Methoden untersuchen und hiebei zeigt sich wieder der grosse
Vorteil, den uns die vervollkommnete Technik in Bezug auf richtige Fixierung und Färbung der zelligen Elemente gebracht hat,
durch die die feineren Kern- und Protoplasmaunterschiede deutlich werden und eine strengere Sonderung und Sichtung innerhalb der Zellenmassen ermöglicht wird.

Ich glaube, dass nichts geeigneter ist, den principiellen
Unterschied — sowohl in morphologischer, als besonders in biologischer Beziehung — zwischen den durch die endotheliale
Wucherung gelieferten Zellen und den Carcinomzellen darzuthun,
als eine nochmalige kurze Besprechung jener bereits beschriebenen Präparate von chronischer, productiver Peritonitis, die
sich, wie hier nachgeholt werden soll, auf dem Boden metastatischer Krebsentwicklung ausgebildet hatte.

Die Präparate, die ich hier im Auge habe, sind dieselben,
die *Landerer* (l. c.) vorlagen und ihn veranlassten, von einer
directen Metaplasie des Peritonealepithels in Krebszellen zu
sprechen. In diesen Fällen hatten sich pilzförmige Wucherungen
des subepithelialen Bindegewebes des Peritoneums, welche reichliche Krebsnester einschlossen, über die Oberfläche des Peritoneums
erhoben, und es suchte nun unter den überhängenden Rändern
der besagten pilzartigen Vegetationen das Peritoneum durch
feinste Sprossen- und Papillenbildung eine Verbindung mit jenen
Rändern herbeizuführen. Dabei kam es zu einer mächtigen
Wucherung des Peritonealendothels, das sich in kurzcylindrische
oder cubische, ansehnliche Zellgebilde verwandelte, bald ein-
schichtig, bald in mehreren Lagen die Oberfläche überzog und
auch reichlich desquammierte, mit anderen Worten die vorhin
sub. 3) geschilderten Wucherungsvorgänge aufwies. Dass ich
dies „epithelartige Endothel“ im Verlaufe der Papillen wieder
seine platte Gestalt annehmen sah, bezw. dass ich ihm eine bedeutende Rolle an der Bindegewebsneubildung zuerkannte, ist
noch in Erinnerung. Nun kamen mir Stellen zu Gesicht, wo in
den Raum (s. die Abbildung Fig. 3), der zu beiden Seiten von
je einer Bindegewebssprosse bezw. Papille begrenzt, nach oben
und unten von dem besagten überhängenden Rand der pilzförmigen
Bindegewebswucherung bezw. von der Oberfläche des Peritoneums
abgeschlossen war, wo in diesem Raum, sage ich, ein Krebszapfen
aus dem überhängenden Pilz hereinwuchs. An solchen Stellen
sieht man nun das lehrreiche Bild, dass nicht nur rein äusser-

lich die proliferierten Endothelien sich durch ihre geringere Grösse, ihre gleichmässigere Form, ihre etwas schwächer gefärbten und regelmässigeren Kerne, sowie ihr matter tingiertes Protoplasma von den polymorphen, wenn ich so sagen darf, „verwilderten" Krebszellen unterscheiden, sondern man beobachtet im Gegensatz zur d e s t r u i e r e n d v o r d r i n g e n d e n K r e b s - m a s s e, jene früher eingehend geschilderte A n t e i l n a h m e d e s p r o l i f e r i e r t e n E n d o t h e l s a n d e n V o r g ä n g e n d e r R e a c t i o n bezw. R e s t i t u t i o n, kurz an der B i n d e - g e w e b s n e u b i l d u n g: so zeigt sich der differente Charakter der zwei Zellarten auch nach der b i o l o g i s c h e n Seite hin.

Ich gebe zu, dass bei der ersten Betrachtung die kolossale Wucherung des Endothels den Blick so fesselt, dass man an nichts anderes denkt, als an eine Beteiligung dieser Zellen am Geschwulstprozess; ich gebe auch zu, dass die zwischen benachbarten Bindegewebssprossen hie und da ein- und abgeschlossenen Häufchen von Abkömmlingen des gewucherten Peritonealendothels sehr an Carcinomnester erinnern und leicht für solche gehalten werden können — aber ich gebe zu bedenken, dass da und dort auch einmal wirkliche Krebszellen an Stelle des verloren gegangenen Serosaendothels sich etablieren und Bilder vortäuschen können, als ob es sich um eine carcinomatöse Degeneration desselben handle, ferner aber — und dass ist die Hauptsache — weise ich auf die Thatsache hin, dass das proliferierende Endothel eine an der O r g a n i s a t i o n sich beteiligende Zellenbrut hervorbringt, während, wie allbekannt, die Carcinomkeime das Werk der D e s t r u c t i o n vollführen: das sind, so denke ich, Unterschiede, die prägnant genug beweisen, dass selbst die üppigste endotheliale Proliferation keine Söldner in den Dienst des Carcinoms liefert.

Wir erlauben uns also auf Grund der vorgetragenen Beobachtungen den Satz auszusprechen, dass bei der secundären Krebsentwicklung eine „gewebliche Infektion" der Endothelzellen der Lymphgefässe und der serösen Häute in dem Sinne einer krebsigen Metamorphose dieser Zellen nicht stattfindet. Dass die Endothelzellen jedoch sich nicht immer passiv bei der Carcinommetastase verhalten, wie z. B. *Schulz*[1]), *Zehnder*[2]), *Neelsen*[3])

---

1) *Schulz*: Das Endothelcarcinom. Arch. d. Heilkunde. Bd. 17. 1876.
2) *Zehnder*: Ueber Krebsentwicklung in Lymphdrüsen. Virch. Arch. Bd. 119.
3) *Neelsen*: Arch. f. klin. Medizin. Bd. 31. 1882. Unters. üb. d. Endothelkrebs.

u A. anzunehmen scheinen, kann durch eingehenderes Studium jeden Augenblick nachgewiesen werden. Wir sind im Gegenteil an der Hand der Thatsachen zu der Ueberzeugung gelangt, dass in der Mehrzahl der Fälle p r o g r e s s i v e Veränderungen an den Endothelien stattfinden, nur glaubten wir dieselben als den Ausdruck einer durch die eingewanderten Krebszellen selbst oder durch ihre besonderen Producte hervorgerufenen e n t z ü n d l i c h e n Alteration auffassen zu müssen. Ein brauchbares Vergleichsmaterial war durch das Studium der verschiedenen Endothelveränderungen bei richtigen E n t z ü n d u n g e n gewonnen, und wir konnten auch bei der G e s c h w u l s t b i l d u n g lediglich nur solche Bilder am Endothelium gewinnen, wie wir sie bei den Entzündungen beobachtet hatten.

Zehnder (l. c.) macht darauf aufmerksam, dass Endothelwucherungen für gewöhnlich nicht vorkämen, dass aber bei u l c e r i e r t e n Krebsen an Blut- und Lymphgefässendothelien und den Endothelien der Lymphdrüsen Schwellungen und Umwandlung in epitheloide Zellen vorkämen; er meint, dass hiebei eben secundäre Entzündungsreize von der Stelle des krebsigen Geschwürs mitsamt den Carcinomzellen weiter verschleppt würden. Wenn das auch unzweifelhaft richtig ist, so muss ich doch behaupten, dass auch bei nicht ulcerierten Krebsen in den metastatischen Ausbreitungen derselben die beschriebenen Endothelveränderungen vorkommen: das ist ja auch a priori wahrscheinlich, dass nicht nur die blose Anwesenheit fremder Zellen in den Lymphwegen irritierend wirken kann, sondern dass auch durch die Lebensprozesse oder die nekrobiotischen Vorgänge der Carcinomzellen Stoffe genug gebildet werden, die entzündungserregende Eigenschaften besitzen.

In Bezug auf etwaige Beziehungen der endothelialen Reizerscheinungen zu der Art und Beschaffenheit der primären Krebse konnte nichts Specielleres eruiert werden: nur das zeigte sich, dass von Drüsenepithelien ausgegangene Carcinome öfter und reichlicher von endothelialer Proliferation begleitet sind, als die Epithelkrebse der Haut, besonders wenn diese nicht oder nur gering ulceriert waren. Dies Verhältnis findet vielleicht seine Erklärung darin, dass — wie bekannt — auch die carcinomatös entarteten Drüsenepithelien ihre specifischen Functionen bis zu einem gewissen Masse noch ausüben, dass also direct durch ihre Thätigkeit Secretionsstoffe geliefert werden, die ein mehr weniger intensives Irritament für die Endothelien sind, bezw. sein müssen. Dass auch besonders Carcinome mit starker Tendenz zu regressiven Metamorphosen eine stärkere Reizung des Endotheliums bewirken, wurde bereits erwäbnt, und ist auch ohne Weiteres verständlich. Ganz im allgemeinen liess sich schliesslich von dem Endothel bei der Krebsmetastase sagen, dass die an ihm zu beobachtenden Erscheinungen mit dem Verhalten des Bindegewebes parallel zu gehen pflegen: war das Bindegewebe in Ruhezustand, so waren auch die Endothelien normal und ohne jede Veränderung; keimte es im Stroma, so beteiligte sich meist auch das Endothelium an der Proliferation — ein weiterer Anhaltspunkt für die Zusammengehörigkeit der beiden Zellarten! Mit der Konstatierung dieses Parallelismus der Bindegewebs- und Endothelwucherung ist zugleich die Thatsache der Inconstanz der letzteren zum Ausdruck gebracht; von *Hansemann*[1]), *Hanau*[2]) und *Hauser*[3]) ist diese Inconstanz für die B i n d e g e w e b s w u c h e r u n g bereits besonders hervorgehoben worden.

Es wurde vorhin die Vermutung ausgesprochen, dass die Möglichkeit der „geweblichen Infektion" für die Endothelien desshalb so lange in Betracht gezogen worden ist, weil diesen Zellen, wenn ich mich so ausdrücken darf, von Vielen ein „epitheliales Mäntelchen" umgehängt wurde; man stellte sich vor, dass die carcinomatöse Epithelzelle wohl eher ihre artverwandten Endothelzellen inficieren und zu homologer, geschwulstmässiger Entwicklung anregen könne, als sie es mit dem von ihr so grundverschiedenen Bindegewebskörperchen vermöchte. Die nämliche Vorstellung aber, glaube ich, hat auch dazu geführt, dass man für die histioiden Tumoren, und insbesondere die S a r c o m e, den Gedanken der geweblichen Infektion bei der Verbreitung d i e s e r Geschwülste mit grösserer Bereitwilligkeit aufkommen und bestehen liess, als man es für die epithelialen Neoplasmen that.

Es ist aber die Voraussetzung, dass bei den Geschwülsten eine Epithelzelle die andere Epithelzelle oder eine Bindegewebszelle ihre gleich geartete Nachbarzelle leichter inficieren könne, als ein Abkömmling der einen Gruppe es mit einem der anderen

---

[1]) *Hansemann*: Studien über die Specifität etc. Berlin 1893.
[2]) *Hanau*: Fortschritte d. Medizin. 1889.
[3]) *Hauser*: Das Cylinderepitheliom des Magens und Dickdarms. 1890.

je vermöge, von vorneherein nicht richtig, wie sich jeden Augenblick zeigen lässt. Ich werde nichts Unbekanntes sagen, wenn ich darauf hinweise, wie gelegentlich z. B. in secundären Lungenkrebsen (nach Magen- oder Mammacarcinom) sowohl, wie in primären, die vordringenden epithelialen Krebszellen in d i r e k t e Berührung mit normalen Bronchialepithelien, mit den Epithelien der Schleimdrüsen grösserer Bronchen, mit dem Alveolarepithel kommen, ohne dass jemals eine Umwandlung dieser präexistierenden Zellen in carcinomatöse stattfände, sondern wie im Gegenteil meist ein Zugrundegehen dieser Zellen erfolgt. Einen typischen hieher gehörigen Fall habe ich vor Kurzem beobachtet. Bei einem primären Pyloruscarcinom, das in grösserer Ausdehnung ulceriert war, zeigte sich die Magenschleimhaut (neben den Erscheinungen eines chronischen Katarrhs mit polypösen Wucherungen) bedeckt mit massenhaften kleinen, rundlichen bis rundlich-ovalen flachen Geschwülstchen, die ihrer Unterlage fest aufsassen und von weicher, medullärer Consistenz und Beschaffenheit waren; die ganze Submucosa und Muscularis war von Carcinomknoten durchsetzt, die dem Verlauf der Lymphgefässe folgten. Bei der mikroskopischen Untersuchung entpuppten sich die erwähnten flachen Geschwülstchen als auf der Oberfläche der Schleimhaut angesiedelte, verpflanzte Carcinommassen, und es liess sich auf's Deutlichste zeigen, wie die implantierten Keime die Epithelien der Magendrüsen nicht nur nicht zur Wucherung anregten, sondern sie gleichsam zwischen sich erwürgten: der Zerfall der präexistierenden Drüsenepithelien dokumentierte sich in der immerfort schwächeren und schliesslich gänzlich fehlenden Tinction ihrer Kerne und der körnigen Auflösung ihres Protoplasma's. Dasselbe liess sich an denjenigen Stellen beobachten, wo aus der Submucosa gegen die Schleimhaut vorgerückte Carcinomzüge sich zwischen den Epithelien der letzteren ihren Weg bahnten. Hier also, wo eine massenhafte Implantation und Durchwachsung c a r c i n o m a t ö s e n und n o r m a l e n Magendrüsenepithels statthatte, wo also für eine gewebliche Infektion die denkbar günstigsten Bedingungen geschaffen waren, war es dennoch zu keiner solchen gekommen. Angesichts solcher Thatsachen muss jeder Gedanke an die Möglichkeit der Uebertragung geschwulstmässiger Eigenschaften auf normale Zellen schwinden — die Tumoren wachsen lediglich aus sich heraus, durch üppigste Proliferation der primären Geschwulstzellen!

Ich kann mich nach dem Gesagten bei der Besprechung des Verhaltens der Endothelien bei den Sarcomen kurz fassen·

Meinen diesbezüglichen Beobachtungen zufolge muss ich mich der Ansicht von *Hansemann, Beneke* und *Lubarsch*[1]) anschliessen, die dahin lautet: „dass man auch bei den Sarcomen zwischen Stroma und Geschwulstparenchym unterscheiden müsse", und dass dieser Unterschied bei den Sarcomen „nur nicht so deutlich hervortrete, wegen der Verwandtschaft der beiden Bindegewebsarten". Was speciell den endothelialen Anteil des Stroma's bei Sarcomen anlangt, so ist von vorneherein bei der ganzen Art der Entstehung und des Wachstums dieser Geschwülste verständlich, dass von einer so klaren Unterscheidung der Endothelien wie bei dem meist in den Lymphbahnen sich verbreitenden Carcinom nicht die Rede sein kann. Durch die wuchernden Sarcomzellen werden eben sämtliche Elemente des Bindegewebes auseinandergedrängt, die ganze Textur dieses Gewebes wie auf- und auseinandergefasert. Man kann in gut konservierten und nach geeigneten Methoden behandelten Präparaten oft zwischen den Sarcomzellenhaufen ein überaus zartes, faseriges Reticulum ausgespannt finden, das in schmalen, kleinen Spindel- oder Sternzellen seine Knotenpunkte hat: es ist dies Reticulum nichts anderes, als das aufgefaserte Bindegewebe, in dessen Maschen die Geschwulstkeime liegen. Also in den Sarcomherden selbst sieht man meist nichts von Endothelien mehr; diese Zellen beteiligen sich eben auch an dem Aufbau des erwähnten Reticulums. Wo ein solches fehlt, ist das präexistierende Bindegewebe zugrunde gegangen. Anders liegen die Verhältnisse in der Umgebung von Sarcomen: hier trifft man sogar häufig auf entzündlich geschwellte Blut- und Lymphgefässendothelien oder auf eine Proliferation und Desquamation derselben, worauf schon *Köster*[2]) aufmerksam gemacht hat.

Wenn sich metastatische Sarcome gelegentlich in Lymphdrüsen entwickeln, gelingt es leichter, das Verhalten des Endothels zu studieren: ich habe in solchen Fällen, sowohl bei Spindel- als Rundzellensarcomen häufig die Endothelzellen völlig erhalten angetroffen, besonders an den Stellen frischer Einwanderung sarcomatöser Massen. Gerade an den Lymphdrüsen

---

[1]) s. *Lubarsch* und *Ostertag*: Ergebnisse d. allg. path. Morphologie. 1895·

[2]) *Köster*: Berliner klin. Wochenschrift. 1876. No. 31. und 33.

tritt, besonders wenn es sich um grosszellige Sarcome, wie es
z. B. viele Melanosarcome sind, handelt, das übereinstimmende
Verhalten mit den Carcinomen deutlich hervor: hier, wie dort
liegen die Geschwulstzellen mit ihren charakteristischen Merkmalen, von dem Bindegewebe bezw. den Endothelien der Reticulumbälkchen ohne Schwierigkeit differenzierbar, in alveolären
Räumen, und es ist nichts von einem Uebergang der Endothelien
oder Reticulumzellen in Sarcomelemente zu sehen. Je nach der
Natur des betreffenden Sarcoms kommt es in den Lymphdrüsen
zu einer reactiven entzündlichen Wucherung in dem Reticulum,
dessen Balken dabei von leucocytären Rundzellen und Bildungszellen durchsetzt und oft bedeutend verbreitet sind; an dieser
Wucherung nehmen die Endothelien ebenfalls Anteil, und das
ist wohl der Grund, dass man sie in vielen Fällen nicht mehr
erkennen kann. Bei sehr rasch wachsenden Sarcomen verlaufen
die Vorgänge in den Lymphdrüsen etwas anders, indem dann
auch hier der bindegewebige Grundstock derselben von den
Sarcomzellen bald allseitig durchwachsen und aufgefasert, bezw.
maschenartig entfaltet wird. Noch eine Beobachtnng sei in Bezug auf die Lymphdrüsenendothelien angeführt: bei Melano-
sarcomen nehmen nämlich diese Zellen nicht selten Pigmentkörner
von zerfallenden Sarcomkeimen auf, wobei sie leicht anschwellen,
aber sonst keine weiteren progressiven Veränderungen zeigen.
Ich kann also der Ansicht Zehnder's, (l. c.) der für die Sarcome
im Gegensatz zu den Carcinomen eine Beteiligung des Lymph-
drüsenendothels zulässt, nicht beipflichten.
   Da die Sarcome, wie allbekannt, häufig die Blutgefässe als
Wege bei der Weiterverbreitung benützen, habe ich den Endothelien dieser Räume besondere Aufmerksamkeit geschenkt: ich
kann sagen, dass ich sehr häufig Blutgefässe mit Sarcomzellen
vollgestopft gefunden habe, ohne dass nur die Spur einer
Veränderung am Endothel zu bemerken war (s. Abbild. Fig. 9).
Es ist im Gegenteil gegenüber dem bei Carcinom geschilderten
Verhalten der Lymphgefässendothelien hier auffallend, dass auch
die Erscheinungen einer entzündlichen Reaction an den
Endothelien häufig fehlten; in diesen oder jenen Fällen bemerkt
man allerdings eine Vermehrung der Endothelkerne, jedoch erreicht diese selten einen höheren Grad, und man findet wohl
stets in den oben angeführten Merkmalen Anhaltspunkte für
eine Unterscheidung der gewucherten Endothelzellen von den

sarcomatösen Elementen; schliesslich wird ja auch das durch die endotheliale Proliferation gebildete Zellmaterial von den vordringenden Sarcomzellen sehr bald und rasch durchwachsen und zersprengt. Die eben berührte auffallende Reaktionslosigkeit des Blutgefässendothels gegenüber den Sarcommassen findet ihre Bestätigung in der, wie ich glaube, auch schon anderwärts gelegentlich hervorgehobenen Thatsache, dass beim Vordringen des Sarcoms in der Wand von Blutgefässen die Intimazellen länger als die übrigen Gefässwandzellen der Invasion gegenüber standhalten; es mag dies Verhältnis — beiläufig bemerkt — in der Wirkung des Blutdrucks teilweise Erklärung finden. Schliesslich darf ich hier wohl noch erwähnen, dass ich zweimal am Rande von Sarcomen eine typische endotheliale Capillarsprossung, sogar in reichlicher Ausdehnung angetroffen habe, die, von präexistierenden Capillaren ausgehend, sich in die Sarcommassen hineinerstreckte; es zeigt sich also auch gelegentlich bei den S a r c o m e n der principielle Unterschied der Gewebszellen gegenüber den Geschwulstelementen in dem durchaus differenten biologischen Verhalten: hier physiologischer Aufbau oder wenigstens die Tendenz dazu, dort pathologische Destruction.

Für die S a r c o m e kommen wir also ebenfalls zu der Ansicht, dass die Endothelzellen bei dem Wachstum dieser Geschwülste nicht in eine homologe Proliferation einbezogen werden, dass auch die Sarcome lediglich durch rapide Vermehrung der primären Geschwulstzellen sich verbreiten, und dass, im Gegensatz zu den Carcinomen, hier auch die e n t z ü n d l i c h e Reaction des Endothels mehr in den Hintergrund tritt, ein Verhalten, für das in dem ganzen Wesen und in der von den Carcinomen so verschiedenen Art und Weise der secundären Ausbreitung der sarcomatösen Geschwülste Erklärungsmomente herangezogen wurden

Nun noch einige Bemerkungen über das Wachstum der E n d o t h e l i o m e und das Verhalten der normalen Endothelzellen dabei! Fast alle Autoren, die sich mit den endothelialen Geschwülsten befasst haben, sind der Ansicht, dass sich diese Tumoren dadurch verbreiten, dass immer wieder neue Gruppen der vorhandenen normalen Endothelien in die geschwulstartige Degeneration einbezogen würden, und es ist gerade häufig der Umstand zur Differentialdiagnose zwischen echten e n d o t h e l i a l e n Geschwülsten und secundärer c a r c i n o m a t ö s e r

Infiltration der Lymphgefässe herangezogen worden, dass bei ersterem die ehemaligen endothelialen Wandzellen nicht mehr nachzuweisen seien, während sie bei letzterer stets vorhanden angetroffen würden, „komprimiert, allenfalls auch hydropisch gequollen, aber nicht gewuchert" (*Lubarsch*, Ergebnisse der allg. path. Morphologie. S. 372.). Selbst *Volkmann* hat in seiner bereits mehrfach citierten Endotheliomarbeit als wichtiges Charakteristikum für die in Rede stehenden endothelialen Geschwülste angeführt, dass man in den peripheren Partieen derselben den allmähligen Uebergang der Stränge und Züge der Geschwulstzellen in die normalen Endothelien beobachten könne. *Ribbert* (1. c.), der seine bekannte Auffassung vom Wachstum der Geschwülste auch für die Endotheliome consequent durchführt, wendet sich gegen diese *Volkmann*'sche Ansicht: erstens sei „das Zwischengewebe der endothelialen Tumoren" sehr oft nicht identisch mit dem Gewebe der „angrenzenden Teile", es sei eben in vielen Fällen „ein von vorneherein zur Geschwulst gehöriger Bestandteil", wofür der zusammengesetzte Bau einer grossen Reihe von Endotheliomen spräche; die wachsenden Zellen, die „nach Art von Endothelien in den Spalten liegen", befänden sich also „nicht in normalen Lücken, sondern in solchen der Neubildung". Zweitens aber könne auch „in den Rändern von Carcinomen das Epithel in Gestalt platter, dünner Zellen vordringen".

Mir selbst stand nur eine kleine Reihe von Endotheliomen zur Verfügung, jedoch habe ich auch an diesem beschränkten Material keine Anhaltspunkte dafür gewinnen können, dass die fraglichen Geschwülste nach wesentlich anderen Gesetzen sich verbreiten, als es die Carcinome und Sarcome thun. Was gerade bei den Endotheliomen den Nachweis der Nichtbeteiligung der normalen Saftspaltenendothelien so schwierig macht, das hat einmal seinen Grund darin, dass das vordringende entartete Endothel bei der Occupation einer neuen Saftspalte s e h r h ä u f i g in der Weise sich ansiedelt, dass es zuerst eine Auskleidung der Wände dieser Spalte besorgt. Ich habe das besonders dann deutlich erkennen können, wenn die endothelialen Tumorzellen in eine Saftspalte von grösserem Umfang hineingerieten: hiebei kriechen die vordringenden Endothelzellen zuerst an der Wand hin und bilden einen mehrschichtigen, platten Belag derselben; es ist ohne Weiteres zuzugeben, dass dadurch Bilder entstehen,

die eine Wucherung der präexistierenden Endothelien und eine
Umwandlung derselben zu Geschwulstzellen vortäuschen können.
Diese Art des Vordringens der Endotheliomzellen kann freilich
nicht in allen Fällen nachgewiesen werden, aber sie kommt
häufig zur Beobachtung, und es darf hier vielleicht an die Ana-
logie erinnert werden, die in dieser Beziehung mit dem Wachstum einer grossen Anzahl von Carcinomen besteht: es wurde
früher hervorgehoben, dass an den Krebszellen häufig die Tendenz zur regelrechten Auskleidung der von ihnen neubesetzten
Räume hervortritt, so dass ein drüsenähnlicher Typus da und
dort in dem Krebsgewebe resultiert. Das Bestreben, Flächen
zu überziehen, wohnt eben sowohl dem Epithel als dem Endothel
von Hause aus inne, und es ist aus dieser specifischen Eigenschaft heraus das eben beregte Wachstum der Endotheliome
durchaus verständlich. Zweitens ist für die Endotheliome mit
kompliciert aufgebautem Zwischengewebe ohne Zweifel der vorhin angeführte Einwand *Ribbert's* von grosser Bedeutung. In
solchen Tumoren gelingt es allerdings seltener, die erhaltenen
Endothelien neben den vordringenden Geschwulstzellen zu erkennen; es macht hier mehr den Eindruck, dass sämtliche vorhandenen Saftspalten der Sitz einer ausgiebigen Proliferation
des Endothels sind, diese in geringem, jene in höherem Grade,
und man wird 'für solche Fälle mit *Ribbert* annehmen können,
dass man es eben nicht mit den Saftspalten des normalen, sondern mit dem Lückensystem eines, einen integrierenden Bestandteil
des Tumors bildenden, Bindegewebes zu thun habe. Jedoch habe
ich in der Peripherie auch solcher endothelialer Mischgeschwülste
nach langem Suchen auch Stellen gefunden, wo die normalen
Endothelien neben den endothelialen Geschwulstzellen über allen
Zweifel deutlich zu erkennen waren, und wo sie sich fast völlig
reactionslos verhielten: in einem Präparat, in welchem gerade
die Wandung eines längsgetroffenen Lymphgefässes mit in den
Schnitt fiel, war der Unterschied zwischen den von der einen
Seite hereinwuchernden Tumorzellen und den erhaltenen, nur
etwas reichlicher als normal vorhandenen präexistierenden Endothelzellen überaus klar nachzuweisen.

Schliesslich sei erwähnt, dass auch das vielfach hervorge-
hobene differentialdiagnostische Merkmal, dass sich bei den
Krebsen die Epithelmassen sehr häufig durch die Einwirkung
des Alkohols vom Stroma mehr weniger ausgiebig retrahierten,

während beim Endotheliom die endothelialen Zellstränge in inniger Verbindung mit dem umgebenden Bindegewebe verblieben, kein konstantes ist — wenigstens nicht immer für das sekundäre Wachstum der Endotheliome gilt: ich habe in einem Cylindrom resp. Endotheliom mit hyaliner Degeneration diese Retraction der endothelialen Zellmassen sogar reichlich angetroffen, und dabei die normalen Endothelzellen an der Wand der Spalten erhalten gefunden, von der sich die Geschwulstelemente gelöst hatten. Drittens endlich muss auf die sehr erschwerten Verhältnisse aufmerksam gemacht werden, die dadurch entstehen, wenn beim Wachstum der Endotheliome in der Umgebung derselben jene e n t z ü n d l i c h e Reizung und Proliferation des Endothels eintritt, die vorhin für die Carcinome und Sarcome beschrieben wurde; die Schwierigkeit der Unterscheidung des durch den Entzündungsreiz gelieferten und des durch die geschwulstmässige Entartung producierten endothelialen Zellmaterials ist hier eine um so grössere, als die Abweichung des letzteren vom normalen Typus bei der bekannten relativen Gutartigkeit der Endotheliome in der Regel wenigstens keine sehr bedeutende ist. Ich habe Wucherungen am präexistierenden Saftspaltenendothel in der Umgebung von Endotheliomen gesehen, die ich als auf rein entzündlicher Basis entstanden ansehen möchte; um aber einen Beweis zu liefern, welche Ausdehnung eine solche entzündliche Proliferation am Endothel nehmen kann, soll jetzt der vorhin versprochene Fall näher erörtert werden, bei dem leider nicht mehr zu eruiren war, ob die primäre Geschwulst ein Endotheliom oder ein Carcinom darstellte, weshalb die Zurückstellung dieses Falles an den Schluss des ganzen Abschnittes geschah.

Aus der Krankengeschichte, die mir Herr Geheimrat Professor Dr. *Schönborn* gütig überliess, entnehme ich folgende hauptsächliche Daten:

Der Patient war im Jahre 1892 wegen eines Hautkankroids der rechten Schläfengegend in der chirurgischen Klinik zu Würzburg operiert und geheilt entlassen worden: Mitte 1894 stellte er sich wieder vor mit einem Tumor der Parotisgegend, der neben der gut geheilten früheren Operationswunde sich entwickelt hatte; bei der jetzt vorgenommenen Exstirpation zeigte sich, dass die Geschwulst bereits die Carotis externa und den Nervus facialis umwachsen, und die fascia parotideo-masseterica und das Periost des Jochbogens ergriffen hatte, wesshalb die betreffenden Partieen mit entfernt wurden. Der exstirpierte Tumor selbst war von derber Konsistenz, und zeigte inmitten eine mit Detritusmassen und seröser Flüssigkeit gefüllte Erweichungshöhle; die Wandungen dieser Höhle

hatten einen ungleich höckerigen Bau, und liessen zwischen derberen Bindegewebszügen weichere, über die Schnittfläche hervorquellende, glasig aussehende
Partieen eingestreut erkennen; von normalem Parotisgewebe war nichts mehr
vorhanden. Bereits Ende 1894 traten unterhalb des rechten Auges zwei kleine,
ulcerierende Knötchen auf, die mit der Haut exstirpiert wurden, wobei der Defekt
mittels eines Lappens aus der Stirngegend gedeckt ward. Jedoch schon im Januar
1895 stellte sich der Patient mit zwei Tumoren in der rechten Parotisgegend und
am rechten Kieferwinkel vor, die nach Unterbindung der Carotis und maxillaris
externa nebst Excision von Hautteilen und der Hauptmasse des Musculus masseter
entfernt wurden, worauf der Patient vier Wochen später das Spital wieder geheilt
verlassen konnte. Mitte März desselben Jahres aber machte er sich neuerdings
mit einem faustgrossen, sehr beweglichen, knolligen Tumor des Abdomens vor-
stellig. Es traten jetzt Allgemeinbeschwerden auf, Abmagerung, häufiges Erbrechen,
Stuhlunregelmässigkeiten, Appetitlosigkeit und Fieber; daneben bildete sich während
des Spitalaufenthaltes eine harte, hühnereigrosse Geschwulst unter dem rechten
Sternocleidomastoideus aus. Nach etwa $1\frac{1}{2}$ monatlichem Aufenthalt im Kranken-
haus traten am 1. VI. 1895 plötzlich äusserst heftige Unterleibsbeschwerden,
mehrmaliges Erbrechen, starkes Durstgefühl auf — und am 2. VI. früh erfolgte
unter schweren Symptomen der plötzliche Exitus. Die Obduction ergab als Ursache des akut verlaufenden Exitus letalis eine frische Peritonitis, die durch die
Perforation einer Dünndarmschlinge hervorgerufen war: frei in der Bauchhöhle
befand sich ein Knöchelchen, das anscheinend dem Skelet einer Taube angehörte.
In der linken Hälfte der Abdominalhöhle fand sich eine, diese fast ganz
einnehmende, anscheinend vom Mesenterium des Jejunum ausgehende, vielfach mit
den Darmschlingen verwachsene Geschwulst von knolliger Oberfläche, derber Konsistenz, mit einer centralen grossen Erweichungshöhle, welch letztere ein von
schwieligen Massen umhülltes, stärkeres, jedoch verödetes Gefässbündel durchzog.
Die Hauptmasse des Tumors bestand aus derbem Bindegewebe mit reichlich ein-
gelagerten weicheren, graugelblichen, markigen Herden.
Unter dem rechten Sternocleidomastoideus ein hühnereigrosser Tumor von
fächerigem Bau, ebenfalls von derber Konsistenz und mit einer centralen Erweichungshöhle versehen.
Endlich traf man in der vorderen Wand des rechten Herzventrikels eine
derbe, grauweisse, ziemlich grosse Geschwulst von exquisit fächerigem Bau, die
sich nach dem Conus arteriosus der Arteria pulmonalis vorwölbte, und hier an
ihrer Kuppe mit zarten Fibrinniederschlägen bedeckt war, nach deren Entfernung
das rauhe, stark injicierte Endocard hervortrat. Die übrigen Organe boten Nichts,
was an dieser Stelle erwähnenswert erschiene. Die sofort frisch vorgenommene
mikroskopische Untersuchung ergab eine solche Differenz in der Beschaffenheit
der zelligen Elemente des Halstumors und derjenigen der Herzgeschwulst, dass
der Fall von vornherein das grösste Interesse für sich in Anspruch nahm.
Während nemlich in der Herzmetastase kleinere, epitheloide Zellen von ziemlich
regelmässiger Beschaffenheit hauptsächlich angetroffen wurden, fanden sich in
der Geschwulst unter dem Sternocleidomastoideus meist bedeutend grössere, stark
granulierte, platte Epithelzellen mit oft sehr mächtigem Protoplasmahof und von der
grössten Mannigfaltigkeit und Unregelmässigkeit der Form; man hätte nach
dieser ersten Untersuchung auf die Vermutung kommen können, dass es sich um
keinen einheitlichen Prozess handeln möchte, dass die Geschwulst des Herzens

mit der am Halse in keiner näheren Beziehung stünde. Das aus dem Abdominaltumor gewonnene Zellmaterial liess schon eher einen Vergleich mit dem der
Halsgeschwulst zu.

An Schnittpräparaten, die nach den verschiedensten Methoden gefärbt wurden und allen Teilen der drei beschriebenen Tumoren entnommen waren, boten
sich mir Bilder, die mich zu Anfang, offen gesagt, verzweifeln liessen, ob an dem
Grundsatz, dass beim Wachstum der Geschwülste das Endothel der Saftspalten
und Lymphgefässe niemals zur homologen Proliferation angeregt werde, für alle
Fälle ohne Ausnahme festgehalten werden dürfe. Immer wieder von neuem be-
trachtete ich die Präparate, deren ich mehrere hunderte anfertigte, ohne zu einem
bestimmten Resultate zu gelangen; nach längeren Pausen wurden sie stets wieder
hervorgeholt und eingehend studiert — bis ich endlich Anhaltspunkte genug gefunden zu haben glaubte, die auch diesen überaus schwierigen Fall den bisher
vorgetragenen Anschauungen unterzuordnen schienen.

Der mikroskopische Befund soll ganz kurz wiedergegeben werden; die
letzten drei der Arbeit beigegebenen Figuren mögen hiebei ergänzend wirken.

Der Herztumor (Fig. 10) hatte auf den ersten Blick den Bau eines
Endothelioms: Zwischen den Muskelfasern treten Hohlräume auf, erst spalt-
förmig, dann von grösserer Ausdehnung und der verschiedensten Configuration,
oft mit reichlichen seitlichen Ausbuchtungen. Meist sind diese Hohlräume in ein-
schichtiger Lage austapeziert mit cubischen oder kurz cylindrischen Zellen, deren
rundlich ovale Kerne sich bald gleichmässig dunkel färben, bald etwas durchsichtiger, bläschenförmig und von ganz feiner Granulierung sind; Protoplasma ist
bei den ersteren spärlich, bei den letzteren etwas reichlicher vorhanden; diese
Zellen treten aber auch oft in mehreren Schichten an der Wand der erwähnten
Räume auf, ja es kommen breite, verzweigte, solide Zellzüge vor, die nur aus
solchen Zellen zusammengesetzt sind. Neben diesen epitheloiden Zellen, wie ich
sie nennen will, deren Ursprung aus den Endothelien der intermuskulären Lymphspalten einwandsfrei zu beweisen ist, kommen aber meist in einzelnen Exemplaren
zerstreut, seltener in grösseren Haufen, bedeutend grössere Zellgebilde vor, deren
ganzer Habitus ein anderer ist. Diese Zellen besitzen einen oft sehr mächtigen
Protoplasmahof von unregelmässiger Begrenzung, grosse, nicht selten mehrere
Kerne von bläschenförmiger Beschaffenheit mit groben, unregelmässigen, dunkel gefärbten Granulationen; wie der Zellleib, so sind auch der oder die Kerne von
äusserst unregelmässiger Gestalt und contrastieren dadurch in hohem Masse gegen
die kleineren, epitheloiden, durch ihre Gleichförmigkeit ausgezeichneten Zellgebilde.
Da und dort liegen inmitten grosser Mengen der epitheloiden Zellen solche polymorphe grosse Epithelzellen; an anderen Stellen schwimmen vereinzelte Exemplare
der letzteren in Hohlräumen, die einen schön ausgebildeten Wandbelag mit den
kleineren, endothelialen Zellen aufweisen: Während im Centrum der Geschwulst die
Zellstränge und -züge bezw. die endothelbekleideten Spalten und verzweigten Räume
dicht gedrängt sind, wohl auch miteinander confluieren, verbreitet sich der Prozess nach
der Peripherie in einzelnen zungenförmigen Ausläufern, und hier trifft man oft auf
Reihen von den grossen Zellen, die sich zwischen die Muskelfasern eindrängen,
ohne dass bereits eine endotheliale Wucherung eingetreten wäre, und man kann, allerdings selten, in solchen Vorpostenzügen die erhaltenen, leicht geschwellten Endothelien nachweisen. Häufiger aber schreitet die Geschwulst im Umkreis in der

Weise vor, dass kleine Rundzellen die intermusculären Spalten infiltrieren, diese letzteren erweitern sich und ihr Endothelbelag gerät in die erwähnte epitheloide Wucherung.

Der Abdominaltumor (Fig. 11) sieht ebenfalls im grossen und ganzen wie eine endotheliale Geschwulst aus, nur treten nach dem Centrum desselben dicht gedrängte Haufen und vielgestaltige Züge und Nester der grossen polymorphen Zellen innerhalb eines derben, schwieligen Bindegewebes so sehr in den Vordergrund, dass ein mehr carcinomatöser Bau entsteht. Nach der Peripherie zu jedoch ist das allmählige Ausklingen der geschwulstmässigen Vorgänge in eine einfach entzündliche endotheliale Reizung so deutlich und an so klaren Bildern nachweisbar, dass keinen Augenblick über die Berechtigung der prinzipiellen Trennung dieser beiden nebeneinander verlaufenden Prozesse ein Zweifel obzuwalten scheint. Es sind die Lymphgefässe und -spalten in der Umgebung des eigentlichen Tumors grossenteils stark erweitert und ihr endothelialer Belag zeigt entweder nur eine geringe Schwellung seiner einzelnen Elemente, oder eine mässige Proliferation nicht anders, als wie man sie bei Entzündungen der Lymphgefässe zu sehen gewohnt ist. In seltenen Fällen gelingt es, im Lumen der so veränderten lymphatischen Gänge eine oder mehrere von den grossen Geschwulstzellen auf ihrer Wanderung anzutreffen.

Die Halsgeschwulst (Fig. 12) stellt eine Drüsenmetastase dar, die aus einzelnen, dem veränderten Drüsengewebe entsprechenden, grösseren Geschwulstherden, und aus dazwischen gelagerten, breiten Bindegewebszügen besteht. Innerhalb der letzteren tritt infolge der hier ebenfalls vorhandenen starken Reizung des Endothels der Saftspalten wiederum ein endotheliomartiges Bild auf; auch ist hier das Vordringen der grossen Geschwulstzellen innerhalb der Spalten des Bindegewebes bei noch fehlender endothelialer Proliferation gut zu beobachten. An Stelle des geschwulstmässig veränderten Drüsenparenchyms zeigt sich aber ein anderes Bild. Hier beherrschen die grossen, platten, polymorphen Epithelzellen vor allem den Plan, und daneben tritt am Endothel der Reticulumbalken eine so mächtige Wucherung hervor, dass innerhalb der dadurch gebildeten Zellenbrut nur mit grosser Mühe und nur beim genauesten Zusehen jene primären Geschwulstzellen unterschieden werden können; die Reticulumzellen verhalten sich dabei ziemlich passiv, wodurch ein auffallender Gegensatz dieser echten bindegewebigen Elemente gegenüber den endothelialen hervortritt. An tüchtig ausgeschüttelten Präparaten (s. Figur) kann man über die Ausdehnung der endothelialen Proliferation besonders guten Aufschluss erhalten; hier sind die Balken des Reticulums besetzt von ziemlich grossen epithelähnlichen Zellen, in ein- und mehrschichtiger Lage, so dass sie oft eine beträchtliche Verbreiterung erfahren, es ist jedoch daran festzuhalten, dass es dennoch gelingt, die proliferierenden Endothelzellen von den eigentlichen Geschwulstzellen mit Hilfe der nun mehrfach erwähnten Merkmale zu unterscheiden. Es ist diese Unterscheidung in dem Halstumor nur noch schwieriger, als in den beiden anderen Geschwülsten wegen der besonderen Beschaffenheit des durch die Endothelwucherung gelieferten Zellmaterials in der ersteren Geschwulst.

Es handelt sich also in dem beschriebenen Fall um eine mehrfach lokal recidivierende Geschwulst der rechten Gesichtshälfte, die schliesslich auch an entfernter gelegenen Orten Metastasen setzte. Zuerst bestand ein Hautkankroid, das fast zwei Jahre lang nach der Exstirpation ohne Recidiv blieb; nach dieser Zeit entstand ein Tumor der Parotis, und von da ab in rascher Reihenfolge sowohl lokale als disseminierte Metastasen. Es fragt sich nun, ob das primäre Hautkankroid in Zusammenhang mit den übrigen Geschwülsten zu bringen sei. Ich glaube, dass dies wahrscheinlich ist, und da der ganze klinische Verlauf sowohl, als besonders das Aussehen der metastasierenden grossen, platten polymorphen, epithelähnlichen Zellen für ein primäres Endotheliom spricht, möchte ich annehmen, dass auch jenes Hautkankroid nichts anderes, als eine ulcerierte endotheliale Geschwulst gewesen ist: machte ja doch schon *Köster* (l. c.) auf die grosse Aehnlichkeit der endothelialen und echten krebsigen Geschwüre aufmerksam und betont u. A. *Klebs* [1] besonders diese Aehnlichkeit für die Endotheliomgeschwüre des Gesichtes.

Wenn wir also die Annahme machen dürfen, dass die primäre Geschwulst ein Endotheliom gewesen ist, so haben wir in den Metastasen dieser Geschwulst eine so in den Vordergrund tretende Beteiligung des praeexistierenden Endothels der Lymphbahnen, dass die grössten Schwierigkeiten betreffs der Entscheidung obwalten, ob eine Infektion der normalen Endothelien durch die eingeschleppten endothelialen Geschwulstzellen erfolgt, oder ob alles blos als eine entzündliche Reaktion des Endothels auf diese Einschleppung hin aufzufassen ist. Ich habe bereits vorhin hervorgehoben, wie nur durch wiederholtes Studium und genaueste Durchsicht möglichst vieler Präparate aus den verschiedensten Stellen der Geschwülste das vorgetragene Resultat zu erreichen war; ich will weiterhin anführen, dass es nicht an sog. Uebergangsbildern fehlt, die die Grenze zwischen den grossen Geschwulstzellen und den kleineren epitheloiden Zellen oft in bedenklicher Weise verwischten; ich will endlich bemerken, dass hie und da Spalten und Räume entdeckt wurden, die lediglich von grossen Geschwulstzellen ausgekleidet waren, so dass es schien, als ob sich diese hier direkt aus den normalen Endothelien entwickelten — trotz alledem glaubte ich aber, besonders durch die Betrachtung der Vorgänge in der Peripherie der Geschwulst bewogen, einen prinzipiellen Gegensatz zwischen den durch die Wucherung

---

[1] *Klebs*, Allgem. Pathologie, II. Jeua 1889.

der eingeschleppten Geschwulstzellen hervorgerufenen Bildern und zwischen der durch sie entfachten endothelialen Reizung, deren entzündlichen Charakter ich zu erkennen glaubte, annehmen zu müssen.[1]) Es würde in diesem Falle also gezeigt sein, wie die entzündliche Reaktion des Endothels bei der Metastasenbildung gelegentlich solche Dimensionen erreichen kann, dass ihr gegenüber die Proliferation des eingeschleppten Geschwulstmateriales ganz in den Hintergrund tritt. Ich darf wohl hinweisen anf den schon angezogenen von *Stoianoff* im hiesigen pathologischen Institut bearbeiteten Fall von Carcinoma cordis, wo ebenfalls die im Anschluss an einen Parotiskrebs (vielleicht auch ein Endotheliom) aufgetretene Herzmetastase in ihrer „weitaus grössten" Masse ein endotheliomartiges Bild infolge der „Reizung der wegführenden Lymphgefässe und Lymphspalten" darbot.

In Bezug auf die Thatsache dieser in *Stoianoff*'s und meinem Fall gleich stark in den Vordergrund getretenen endothelialen Proliferation ist es natürlich von untergeordneterem Belang, ob die primäre Geschwulst ein Endotheliom oder ein Carcinom gewesen ist.

Im Anschluss an die eben mitgeteilten Beobachtungen muss ich einer besonderen Art von Geschwülsten Erwähnung thun, die von den Endothelzellen der Haut und der serösen Membranen vorzugsweise ihren Ausgang nimmt, und die unter dem Namen des „Endothelkrebses" (Lymphangitis prolifera, Lymphangitis carcinomatodes) von *Wagner*[2]), *Schulz*[3]), *Thierfelder*[4]), *Neelsen*[5]), *Schottelius*[6]), *Boström*[7]), *Siegert*[8]), *Fränkel*[9]) u. A. beschrieben

---

1) Dafür sprach auch das Verhalten der Mitosen (s. Fig. 10), die an den entzündlich gewucherten Endothelzellen durch ihre Kleinheit und Regelmässigkeit, an den eigentlichen Geschwulstzellen durch ihre Plumpheit und bedeutendere Grösse auffielen und vor allem bei den letzteren durch die mannigfachsten Abweichungen vom normalen Typus sich auszeichneten.

2) *Wagner*: Handb. d. allg. path. Anat. 1874. 6. Aufl. S. 634.

3) *Schulz*: Arch. d. Heilkunde. 1876. Bd. 17.

4) *Thierfelder*: Atlas d. pathol. Histologie.

5) *Neelsen*: Deutsch. Archiv f. klin. Mediz. Bd. 31. 1882.

6) *Schottelius*: Inaug. Diss. Würzburg 1874.

7) *Boström*: Inaug. Diss. Erlangen 1881.

8) *Siegert*: Virch. Arch. Bd. 134. S. 287.

9) *Fränkel*: Verhandlungen des XI. Congresses für innere Medizin. 1892. Wiesbaden.

worden ist. Sowohl die älteren Bearbeitungen solcher Fälle, als auch die neueren Beobachtungen sprechen dafür, dass man es hier mit Vorgängen zu thun hat, die von den echten, autonomen Neubildungen zu trennen sind; besonders sprechen dafür auch die Metastasen, welche solche sog. „Endothelkrebse" setzen, und für welche die Entstehung nicht aus eingeschleppten Zellen, sondern aus den normalen Endothelien der betreffenden Lokalität fast über allen Zweifel erhaben festgestellt ist. Es haben daher die meisten Untersucher solcher Neubildungen von vorneherein mehr den Eindruck eines entzündlichen bezw. infektiösen Prozesses erhalten. *Neelsen* (l. c.) z. B. sagt, dass die Neubildung nicht an verschiedenen Stellen, sondern überall gleichzeitig sich entwickle, und dass darin ein Unterschied vom Carcinom und Sarcom bestehe; man habe den Eindruck einer entzündlichen Wucherung. *Lubarsch* (s. Ergebnisse d. allg. path. Morphologie S. 374) meint, dass es sich „immer um eine Erkrankung des Lymphgefässsystems handle, so dass man eigentlich nicht von Metastasen reden dürfte, sondern von einer diffusen Ausbreitung oder Generalisation, die aber selbstverständlich auch verschiedene Dimensionen annehmen könne"; er glaubt aber, dass es nicht „angehe, den Prozess ohne Weiteres als einen entzündlichen aufzufassen" (*Fränkel, Neelsen*); auch „trotz vieler Analogien zu den infektiösen Prozessen" ist es nach *Lubarsch* nicht erlaubt, den sog. Endothelkrebs unter diese letzteren zu subsummieren; er weist ihnen jedoch eine besondere Stellung unter den Endotheliomen an. *Birch-Hirschfeld* [1] dagegen vertritt in seinem neuesten Lehrbuch die Ansicht, dass es sich bei den Endothelkrebsen um eine infektiöse Ursache handle, „welche produktive Entzündung mit vorwiegender Wucherung der Endothelien der Lymphgefässe und des Bindegewebes hervorrufe"; die metastatische Ausbreitung, die primär diffuse Entwicklung, das nachweisbare Entstehen auf entzündlichem Boden seien Stützen für diese Ansicht; schliesslich schlägt *Birch-Hirschfeld* vor, die sog. Endothelkrebse von den wahren Geschwülsten zu trennen.

Mir selbst stehen keine selbständigen Beobachtungen über Endothelkrebs zu Gebote, aber vielleicht kann der vorhin aus-

---

[1] *Birch-Hirschfeld*: Lehrb. d. path. Anatomie I. 1. 5. Aufl. 1896.

führlicher geschilderte Fall eine Illustration dazu geben, wie durch die Einwanderung von Geschwulstzellen eine so bedeutende, wie wir annahmen, entzündliche Wucherung des Lymphgefässendothels hervorgerufen werden kann, dass die grössere Masse der so entstehenden metastatischen Tumoren auf Kosten dieser Proliferation zu setzen ist. Man wird also, angesichts dieser Thatsache, wie auch *Lubarsch* meint, bei den sog. Endothelkrebsen mit der grössten Sorgfalt nach einem primären Herd zu suchen haben. Dass beim Endothelkrebs eine gewisse Prädisposition bestimmter Körpergegenden bezw. bestimmter Organe zu bestehen scheint, wurde bereits hervorgehoben. Auch in dem eben angeführten Fall von stärkster entzündlicher Reaktion des Endothels auf Embolie von Geschwulstzellen trat eine ähnliche Prädisposition hervor: Ausser der regionären Drüsenmetastase, deren Entstehen ja ohne Weiteres verständlich ist, erfolgten nur im Peritoneum und im Herzmuskel sekundäre Geschwulsteruptionen, und ich möchte glauben, dass die ständige Bewegung, in der sich diese beiden Organe befinden, besonders geeignet ist, das verschleppte Geschwulstmaterial in ihren Lymphbahnen gewissermassen zu verreiben und in möglichst innige Berührung mit dem normalen endothelialen Belag dieser Lymphwege zu bringen. Wie sollte sich sonst diese eigentümliche Lokalisation erklären lassen? — es muss doch angenommen werden, dass Geschwulstzellen überall im Lymphgefässsystem in dem betreffenden Fall kreisten, und doch kam es nur an den wenigen Stellen zu einer solch intensiven Reaktion des Endothels! Es scheint mir dies Verhältnis ein Hinweis zu sein auf die Genese des sog. Endothelkrebses; bei diesem sind es hauptsächlich Pleura, Peritoneum und äussere Haut, die von der Erkrankung ergriffen werden, und wenn man den Gedanken an eine entzündliche bezw. infektiöse Natur der Endothelwucherungen für diese Fälle festhalten will, so würde diese besondere Lokalisation in der fortwährenden Bewegung und gegenseitigen Verschiebung der serösen Blätter, sowie in der Prädisposition, die die äussere Haut für das Eindringen von Entzündungserregern vor allen auszeichnet, ihre teilweise Erklärung finden. Wie dem auch sei, es ist jedenfalls erlaubt, gewisse Analogieen im Zustandekommen der in unseren Geschwülsten so kräftigen endothelialen Wucherung mit den für den sog. Endothelkrebs beschriebenen Proliferationsvorgängen am Endothel der Lymphwege zu betonen.

Ich schliesse hiemit meine Ausführungen über das Verhalten der Endothelien beim Geschwulstwachstum, und hoffe, dass man den Eindruck bekommen habe, es sei berechtigt, die zweifellos vorhandenen produktiven Vorgänge am Endothel als rein entzündliche, reaktive scharf zu trennen von dem eigentlichen geschwulstmässigen Prozess, der sich an den eingeschleppten, metastasierten Zellen abspielt. Weiterhin wünschte ich, es möchte aus der ganzen Abhandlung hervorgegangen sein, dass sowohl bei den gewöhnlichen Entzündungen als auch bei den an die Geschwulstmetastasen sich anschliessenden Irritationen das Endothel der serösen Häute sich nicht wesentlich verschieden verhält von dem der Blut- und Lymphbahnen, und dass die nachgewiesene Beteiligung dieser beiden Endothelklassen an der Bindegewebsneubildung die Zusammengehörigkeit der im allgemeinen als „Endothel" bezeichneten Zellenart zu dem Bindegewebe und damit zu der Gruppe der Bindesubstanzen überhaupt beweise.

Figuren - Erklärungen.

Fig. 1. Peritonitis nach Jodjodkaliinjection (Meerschweinchen, 3 malige Injection von Jodjodkalilösung 1 : 2 : 300; untersucht am Ende des 6. Tages).

a) Muskularis des Peritoneum parietale.

b) Erweitertes Lymphgefäss mit grösstenteils epitheloiden Zellen gefüllt.

c) Homogene Bänder aus hyalin gequollenen Bindegewebsfasern hervorgegangen.

d) Endothelzellen auf den hyalinen Bändern in continuirlicher Reihe erhalten.

e) Uebergang der gequollenen oberflächlichen Bindegewebsfasern in die normalen der Tiefe.

f) Ebensolcher Uebergang in die normale oberflächlichste Bindegewebslamelle des Peritoneums.

Fig. 2. Dasselbe Präparat; starke Vergrösserung der Stelle d) von Figur 1.

a) Gequollene oberflächliche Bindegewebsfasern.

b) Erhaltene Endothelien oberhalb desselben.

c) Epitheloide Zellen unterhalb der hyalin degenerierten Bindegewebsschicht (geschwellte Endothelien einer Saftspalte).

d) Die auf die gequollenen Schichten nächst folgende Bindegewebsfaser in Degeneration begriffen.

e) Lymphspalte mit epitheloiden Zellen, beträchtlich erweitert.

Fig. 3. Peritonitis productiva bei metastatischer Carcinomentwicklung im Peritoneum.

a) Vom Peritoneum ausgehende gefässhaltige Sprosse, die einen continuierlichen, vom Peritonealendothel gelieferten peripheren Zellbelag besitzt.

b) Solche Sprossen mit peripherer endothelialer Zellbekleidung auf Quer- und Längsschnitten.

c) Mächtig proliferiertes Peritonealendothel auf einer kleinen Papille.

d) Sprossung des Peritonealendothels unabhängig von einer subendothelialen Bindegewebswucherung.

e) Peritonealoberfläche mit gewuchertem Endothel.

f) Carcinommassen, die von dem überhängenden Rande einer pilzförmigen Wucherung des Peritoneums, die man sich nach links hin zu denken hat, gegen die Peritonealoberfläche hereinwuchern.

g) Abgestossenes, proliferiertes endotheliales Zellmaterial mit roten Blutkörperchen, das sich an den erwähnten überhängenden Rand anlegt und dabei spindlige Formen annimmt.

Fig. 4. Von demselben Präparat. Starke Vergrösserung einer der erwähnten papillenartigen Wucherungen des Peritoneums.

a) Gewuchertes Peritonealendothel.

b) Bekleidung der Zotte durch das Peritonealendothel.

c) Mächtige Wucherung der endothelialen Zellen an der Spitze der Zotte; Bildung von Spindelzellen; in dem so entstehenden grosszelligen Granulationsgewebe sieht man ein förmliches Zusammenfliessen der Protoplasmaleiber der Granulationszellen mit dazwischen frei bleibendem Lückensystem.

d) Rotes Blutkörperchen innerhalb einer Zelle, dicht neben dem halbmondförmigen Kern.

e) Rote Blutkörperchen in den Lücken zwischen den endothelialen Zellen; bei e₁ in reihenartiger Anordnung.

f) Verschmolzene Protoplasmamasse an der Peripherie der Zotte.

g) Bildungszellen, hervorgegangen aus dem b i n d e g e w e b i g e n Grundstock der Zotte.

Fig. 5. Peritonitis (Meerschweinchen mit Jodjodkalilösung injiciert. 6. Tag) Gefäss (Vene) bei starker Vergrösserung.

a) Rote Blutkörperchen.

b) Polynucleäre Leukocyten.

c) Heller, d) dunkler tingierte Kerne von mononucleären Leukocyten.

e) Feingranulierte, bläschenförmige, helle Kerne mit Kernkörperchen, den proliferierten Endothelzellen der Intima ähnlich sehend (abgestossene Endothelzellen).

f) Mächtig gewuchertes Intimaendothel.

g) Mitosen in demselben.

h) Mitosen in Bildungszellen in der Umgebung des Gefässes.

i) Wandernde Bildungszellen.

Fig. 6. Chronische interstitielle Entzündung des Pankreas. Lymphgefäss mit endothelialer Wucherung, durch die ein endotheliomartiges Bild hervorgerufen wurde.

Fig. 7. Lungenmetastasen eines Gallertkrebses des Magens.

a) Krebsherde.

b) Lymphspalte mit epitheloidem mehrschichtigem Zellbelag (entzündlich gewucherte Endothelien).

c) Im Lumen des Lymphgefässes eine Krebszelle, umgeben von Leukocyten und abgestossenen Endothelien.

Fig. 8. Lungenmetastasen eines Carcinoma simplex mammae. Schnitt durch eine Vene mit direct unter dem Intimaendothel gelegener Metastase.

a) Intimaendothel, bei

b) bedeutend proliferiert, zwischen die Krebsmassen (f) eindringend.

c) Schwellung u. Vermehrung der Intimazellen.

d) Gewucherte Endothelien, zwischen die Krebsherde einwandernd.

e) Erhaltene Endothelien in Lymphspalten, die von Carcinomkeimen besetzt sind.

f) Carcinomzellennester.

Fig. 9. Aus einem Rundzellensarcom. Capillare mit Sarcomzellen erfüllt; Reactionslosigkeit des Capillarendothels.

Fig. 10. Herzmetastase einer Geschwulst der Parotisgegend (Endotheliom?).

a) Verschleppte Geschwulstzellen, in den intermusculären Spalten vordringend.

b) Mitosen in denselben.

c) Gewuchertes Endothel der intermuskulären Saftspalten; diese letzteren bedeutend erweitert.

d) Mitosen in dem (entzündlich) proliferierten Endothel.

e) Stark erweiterte intermusculäre Saftspalte mit epitheloidem Zellbelag (Endothel).

Fig. 11. Peritonealmetastase derselben Geschwulst.

a) Verschleppte primäre Geschwulstzellen; bei a_1 eine solche im Lumen einer erweiterten Lymphspalte.

b) Gewuchertes Endothel (entzündliche Reaction!) dieser Saftspalte.

Fig. 12. Drüsenmetastase derselben Geschwulst.

a) Verschleppte primäre Geschwulstzellen.

b) Reticulumzellen.

c) Proliferierte Endothelzellen der Reticulumbälkchen.

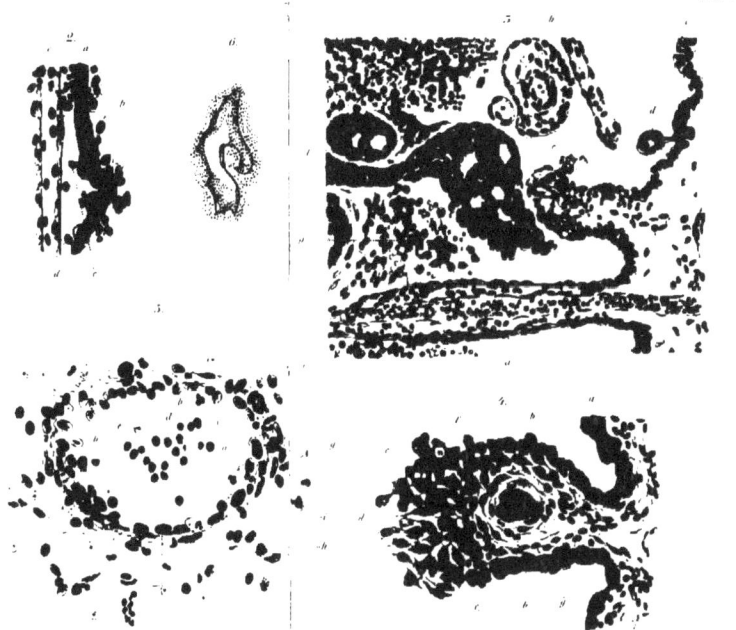

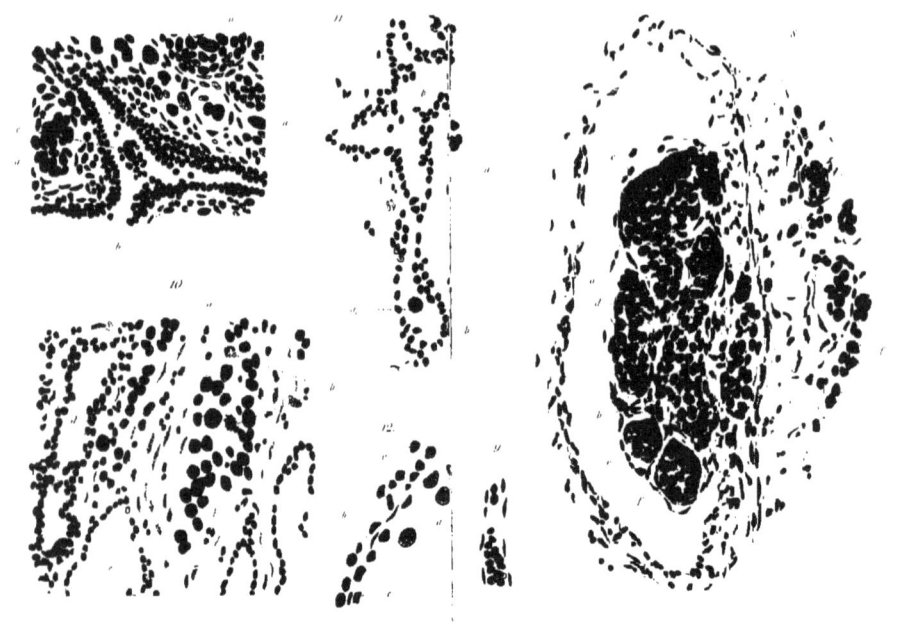